DES

EAUX MINÉRALES

DANS LEURS RAPPORTS

AVEC

L'ÉCONOMIE PUBLIQUE, LA MÉDECINE

ET LA LÉGISLATION

PAR

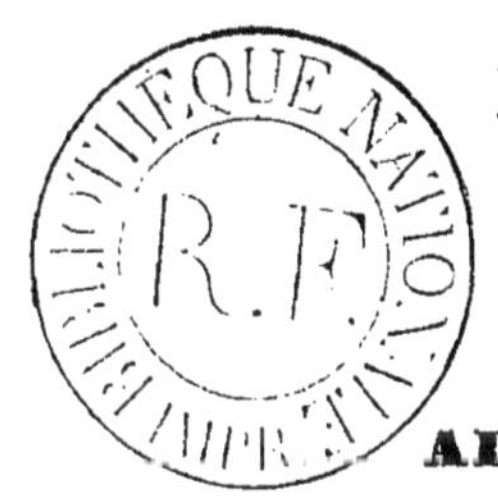

ALIBERT (Constant)

Médecin inspecteur des eaux thermales d'Ax (Ariége)

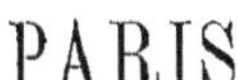

PARIS

VICTOR MASSON, LIBRAIRE-ÉDITEUR

PLACE DE L'ÉCOLE-DE-MÉDECINE

1852

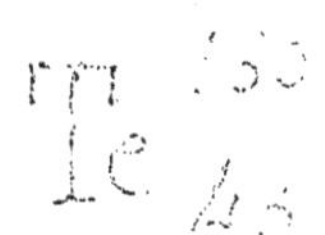

Paris. — Imprimerie de L. MARTINET, rue Mignon, 2.

Cet écrit ne s'attendait pas aux honneurs de la publicité.

Sa brièveté n'ôte rien de son exactitude.

Je désire que le Gouvernement y trouve des indications utiles.

Les médecins qui aiment l'art pour lui-même penseront qu'il est d'un bon exemple de revendiquer, par le travail honnête et patient, une portion de l'héritage abandonné de Bordeu.

Paris, le 20 avril 1852.

ALIBERT (Constant).

DES

EAUX MINÉRALES.

Les eaux minérales constituent, en France, un service de recette d'autant plus important, au point de vue économique, que cette recette est faite toute au profit de populations généralement besoigneuses, dont les eaux minérales forment à peu près la seule richesse.

La fréquentation des eaux minérales semble être devenue un des besoins de notre époque; pour motif de repos, cause de santé, amour des voyages, les classes aisées se déplacent, tous les ans, quand est venue la saison des bains, et se distribuent, en des proportions variables, entre les établissements disposés à les recevoir.

Ces voyages ne se font pas sans occasionner un mouvement de numéraire qu'il est intéressant de connaître. D'après les appréciations d'un géographe très exact, Malte-Brun, et d'un médecin bien renseigné, Patissier, ce numéraire ainsi déplacé est d'environ huit à neuf millions chaque année.

Cette somme, en apparence considérable, ne l'est pas cependant, relativement à la population de la France et au nombre de nos établissements d'eaux minérales. Il y a sur notre territoire au moins six cent vingt-trois groupes de sources nominativement désignés dans l'ouvrage de MM. Patissier et Boutron-Charlard, sous la rubrique des lieux où la nature les a placés. On croit qu'il y a seulement cent cinquante et un établissements disposés à recevoir les étrangers ; il est certain que cent quatre sont déclarés d'*utilité publique*, et placés, à ce titre, sous la surveillance d'un médecin inspecteur.

Nos richesses hydrologiques d'une part, l'insuffisance de nos établissements de l'autre, prouvent, par leur contraste, au premier aperçu, que, tous intérêts humanitaires mis pour un moment de côté, cette branche d'industrie est susceptible de prendre un développement considérable. Ce que l'esprit entrevoit, la statistique le démontre. Delpit, en 1822, évaluait à trente mille individus la population des eaux minérales ; en 1836, Mérat l'évaluait à cent mille ; de nos jours elle est très approximativement de cent soixante mille personnes.

Ces déplacements présentent, à tous les points de vue, un si grand degré d'utilité, qu'ils méritent d'être encouragés. Le gouvernement n'a pas cessé de le pressentir, et diverses mesures, successivement émanées de son initiative, prouvent que telle a toujours été sa pensée. Ces mesures n'ont pas été toutes efficaces ; je le prouverai, en examinant d'un coup d'œil rapide les eaux minérales considérées : 1° *comme causes de richesses,* 2° *comme moyens de guérison.*

S'il est vrai que sous le rapport de l'économie publique et sous celui de l'art de guérir, les eaux minérales ne donnent pas à la prospérité de notre pays le contingent que nous devons en attendre, il y aura lieu de rechercher les motifs de cette insuffisance.

Enfin, si mes appréciations sont exactes, les motifs de cette insuffisance se trouveront dans l'état de la *législation surannée* qui régit encore la matière.

CHAPITRE PREMIER.

DES EAUX MINÉRALES CONSIDÉRÉES COMME CAUSES
DE RICHESSES.

J'ai dit précédemment que les eaux minérales deviennent l'occasion de pèlerinages qui mettent en mouvement environ huit à neuf millions de numéraire. On estime que cinq millions et demi sont laissés auprès des stations minérales, et se répartissent, pendant la saison des bains, entre les habitants de ces lieux, en une espèce de rosée d'argent qui y fait fructifier toutes les industries.

On n'a pas de données assez exactes pour savoir quelle est la part de chaque département dans la distribution de ces cinq millions et demi ; toutefois il est constant que les départements les plus pauvres y bénéficient le plus.

Communément les sources thermales — ce sont, parmi les minérales, les plus fréquentées — viennent sourdre au milieu de montagnes ; or les pays montagneux sont en général les plus pauvres.

L'*Allier,* l'*Ariége,* le *Cantal,* la *Corse,* les *Basses-Pyrénées,* les *Hautes-Pyrénées* et les *Pyrénées-Orientales,* sont à la fois nos départements les moins riches et ceux qui sont le mieux pourvus d'eaux thermales.

Ces départements tirent profit de l'exploitation des eaux minérales d'une manière que la misère des populations qui les habitent rend intéressante. Dans l'Ariége l'impôt foncier est de six cent mille francs, et j'ai démontré, par un travail spécial, que les eaux minérales appellent six cent quarante-six mille francs de numéraire dans ce département. L'Allier paie à l'État, pour sa contribution foncière, un million trois cent mille francs, et reçoit un million des étrangers qui le fréquentent à l'occasion de ses eaux minérales. Dans les Basses-Pyrénées, où l'impôt foncier est de huit cent soixante-douze mille francs, les étrangers laissent à peu près la moitié de cette somme. Enfin, dans les Hautes-Pyrénées, où l'impôt foncier n'est que de cinq cent douze mille francs, les baigneurs laissent un million trois cent soixante-dix mille francs dans le pays.

Si ces résultats étaient les mêmes dans tous les départements qui peuvent prétendre à les atteindre, je n'aurais pas eu la pensée de composer ce Mémoire; mais les eaux, à divers titres remarquables, de plusieurs de nos départements, languissent dans un abandon aussi nuisible à l'humanité qu'il l'est aux intérêts matériels de populations

vraiment nécessiteuses. Quel parti tirent les Pyrénées-Orientales de leurs eaux si abondantes, si
variées par la chaleur et la minéralisation : de
Molitg, les Escaldas, Thuez, Vinça, Llo, etc.? de
ce ciel si serein, de cette température constam-
ment printanière?

Et la Corse, qui fréquente ses eaux de Pietra-
Pola, Saint-Antoine de Guagno, Caldanicia, Guitera,
Fiumorbo, Puzzichello, etc.? Sulfureuses, elles
sont de celles que l'on conseille aux valétudinaires
dont la poitrine est atteinte ou menacée; ce voyage
sous d'autres latitudes est celui qu'on leur prescrit; ce climat est celui de Nice et de l'Italie.
Naples et la Sicile, où Galien envoyait les malades
qui redoutaient la phthisie pulmonaire, afin d'y
respirer les tièdes haleines de la mer et les vapeurs soufrées des volcans, ne reçoivent pas, sur
leurs rives, des flots plus tranquilles et plus purs
que ceux qui baignent la plage d'Ajaccio.

Et le Cantal et l'Aveyron, quel fruit ne retire-
raient-ils pas de ce contact avec une classe qui
porte avec elle la civilisation et la fortune?

Il y a des sources minérales en Allemagne, en
Angleterre, en Italie, en Belgique, en Suisse, en
Savoie, en Espagne, pour ne parler que des pays
qui nous avoisinent; mais je ne sache pas qu'il y
en ait au monde qui réunissent, comme les nôtres,

les conditions de valeur intrinsèque par leur mérite propre, et de valeur extrinsèque par rapport au lieu dans lequel elles sont situées, à la facilité avec laquelle on s'y rend, à la sûreté de ces voyages et au climat hospitalier de notre belle patrie.

Si quelques stations minérales d'Allemagne paraissent avoir sur les nôtres une certaine prééminence, c'est que là chaque seigneur veille à ce que les siennes soient fréquentées par de nombreux baigneurs, et l'on s'attache à la fois, dans ce pays, à leur donner de la réputation comme eaux efficaces et comme eaux auprès desquelles les plaisirs ne manquent pas.

En France, on y met moins de précautions. Cependant si les eaux sont un remède, elles deviennent aussi l'occasion de nombreux plaisirs ; nous sommes à cet égard semblables aux Romains, nos devanciers et nos maîtres en pareille matière, et, chez nous comme chez eux, les bains sont vides d'hôtes quand des malheurs publics affligent la patrie.

Ainsi, bien que nos eaux minérales possèdent les éléments de succès réclamés par la médecine et les besoins du siècle, il est constant qu'au point de vue de l'économie publique, elles ne donnent pas ce que l'on est en droit d'attendre d'elles.

Ce n'est pas que le gouvernement ait assisté avec indifférence au développement de cette industrie; le besoin de lui donner de l'extension s'est fait sentir chez lui de bonne heure, et son désir, à cet égard, est consigné dans une série d'actes dont je vais rappeler en peu de mots la nature et la succession.

En 1605, un arrêt du conseil nomma le premier médecin du roi, la Rivière, surintendant des eaux minérales du royaume.

Le surintendant avait charge de nommer des intendants particuliers, préposés tantôt à la surveillance d'une seule et tantôt à celle de plusieurs stations d'eaux minérales.

Reléguées dans des montagnes et difficilement accessibles, les eaux minérales étaient à la fois le rendez-vous des malades, des mauvais sujets et des joueurs. Les eaux n'avaient pas alors, dans la pensée de ceux qui les fréquentaient, de vertus spéciales : on voyait auprès de chaque source des maladies de toute espèce ; la nature faisait elle-même le choix de celles qui devaient être guéries. Dans l'impossibilité de démêler les motifs de cette différence d'action, les malades l'attribuaient à des causes surnaturelles; chaque fontaine était placée sous le patronage d'une fée, quelquefois d'une sainte, et les naïades de l'antiquité n'avaient fait que changer de nom.

Cependant les esprits élevés ne pouvaient se contenter de pareilles explications ; il leur fallait des causes physiques et saisissables : aussi l'Académie des sciences, émue des guérisons surprenantes obtenues par les sources sanitaires de France, chargea deux de ses membres, Duclos et Bourdin, d'en faire l'analyse. Leur travail fut publié en 1670 et 1671.

Ce fut une première ébauche à laquelle l'imperfection de l'analyse chimique d'alors ne permettait pas de ressembler, même grossièrement, à la vérité.

En 1773, le gouvernement chargea Vénel de faire un nouveau travail sur le même sujet. Dans l'intervalle de la date précédente à celle-ci, les Geoffroy, les Rouelle, les Bergmann, les Priestley avaient fait faire à la chimie de véritables progrès, et l'on pouvait entreprendre l'analyse des eaux minérales avec plus de chances de correction. La mort vint frapper Vénel avant la publication de son ouvrage.

En 1785, Carrère reçut la mission de dresser une statistique exacte des richesses de la France en eaux minérales. Ce travail contient d'utiles indications.

Mais la seule œuvre de ces temps dont nous respectons encore l'esprit et dont nous invoquons le témoignage, est celle de Théophile de Bordeu. Le gouvernement, qui ne l'avait pas inspirée, récompensa dignement l'auteur en lui donnant la surintendance des eaux d'Aquitaine.

Cependant ces travaux isolés avaient traité la question des eaux minérales sous un jour spécial. Ils ne suffisaient pas ; le gouvernement voulut concentrer entre ses mains les éléments d'une œuvre d'ensemble, et vint alors l'arrêt du conseil du 5 mai 1780, enjoignant à tous les inspecteurs de transmettre au ministre de l'intérieur, chaque année, les résultats de leur pratique.

Jusqu'en 1813, chaque inspecteur dressa à sa manière le plan de son rapport annuel, si bien que ces écrits avaient une individualité distincte, se refusaient à tout rapprochement, et qu'aucune loi ne pouvait sortir de leur parallèle.

Cette stérilité de résultats commanda d'apporter de graves modifications à la forme habituelle des rapports, et, à dater de 1813, on adressa à chaque inspecteur des tableaux uniformes où tout esprit, grand ou petit, devait, comme en un lit de Procuste, encadrer sa pensée. Ces tableaux portèrent un coup mortel à la doctrine ; on ne rassembla plus que des notes et des chiffres, et l'on entassa confusément une pyramide de faits sur le tombeau de l'art.

On reconnut enfin, en 1830, le vice de cette méthode. Itard tint, au nom de l'Académie de médecine, le langage suivant : « L'Acadé-» mie royale de médecine, en cherchant à se » rendre compte des avantages que l'art de gué-» rir avait pu retirer jusqu'à présent des rela-» tions établies entre elle et les médecins inspec-» teurs des eaux minérales, a reconnu que ces avan-» tages étaient restés fort au-dessous des espérances » dont elle s'était flattée, ce qu'elle a généralement » attribué aux bornes étroites dans lesquelles se » trouve enfermée cette communication scientifi-» que. Réduit en effet à la rédaction et à l'envoi de » quelques tableaux synoptiques, ce mode de com-» munication est non seulement insuffisant, mais » encore entaché d'un vice capital, qui a dû rendre » ces sortes de statistiques médicales à peu près » infructueuses. Ce défaut consiste à nous laisser » ignorer les éléments des faits qui remplissent » ces cadres, à nous les présenter comme iden-» tiques, lorsqu'ils sont naturellement dissembla-» bles, et à nous cacher ces dissemblances, qui sont » si nombreuses dans les maladies chroniques, » sous des résumés généraux composés selon la

» manière de voir et l'exactitude relative de chaque
» observateur... De pareils résumés, des observa-
» tions aussi tronquées, ne lèveront aucun doute,
» ne feront luire aucune vérité sur cette partie
» stationnaire de la science. Si nous voulons mé-
» thodiquement l'approfondir, il faut, de toute
» nécessité, suivre la marche qu'une saine philo-
» sophie nous a depuis longtemps indiquée, comme
» la seule qui mène à la vérité, surtout en méde-
» cine pratique. On n'atteint pas ce but en s'en-
» tourant de tableaux synoptiques, d'aperçus géné-
» raux, mais en consultant, si on ne peut les faire
» soi-même, de grandes collections de faits indi-
» viduels et complets. C'est précisément le con-
» traire de ce qui a été fait jusqu'à présent, et de
» ce que nous continuerons de faire sans avan-
» tage pour la science, si nous ne renonçons pas
» enfin à ces stériles additions de faits. »

Dès lors la forme des rapports fut changée,
modifiée conformément aux nouvelles vues de
l'Académie de médecine. Voici plus de vingt ans
qu'ils sont rédigés dans ce sens, et la science
des eaux minérales n'en a pas fait plus de progrès. La négligence des inspecteurs est telle, que
« la moitié, dit Patissier, n'envoie de rapports
» qu'à de longs intervalles, quelques uns s'en

» abstiennent toujours, et les autres fournissent
» des observations particulières trop succinctes et
» peu instructives, de sorte que l'on ne sait presque
» rien sur plusieurs sources, et que l'on n'a que
» des données insuffisantes sur la plupart d'entre
» elles. Les mesures qui ont été prises jusqu'à
» présent par l'autorité ont été impuissantes pour
» remédier à ce grave inconvénient, et, tant que cet
» état de choses durera, l'Académie sera dans
» l'impossibilité d'établir la statistique des sources
» minérales du royaume.» (Patissier, *Rapport pour
les années* 1838, 1839, p. 8.)

D'une autre part, ces rapports, faits sans contrôle, ne méritent qu'une foi médiocre. En troisième lieu, la commission qui les rassemble se
renouvelle souvent ; de telle façon que les matériaux envoyés n'étant pas comparables, et l'archi-
tecte qui doit les rapprocher n'étant pas le même,
dans des limites très brèves de temps, il advient
à ce service ce qui arrive à toutes les administrations qui manquent de principes et de traditions :
les résultats sont négatifs et les efforts se font au
sein de l'erreur pour aboutir à l'impuissance.

C'est peut-être en partie pour suppléer à cette
mobilité que M. Dumas a institué pendant son
passage au ministère de l'agriculture et du com-

merce une commission chargée de recueillir et de
coordonner tous les renseignements qui se ratta-
chent aux eaux de la France, et de donner ainsi aux
recherches hydrologiques une salutaire impulsion.

Si l'on réfléchit au rôle immense que joue l'eau
dans le monde comme principe nécessaire à la vie
organique, comme médiateur indispensable dans
le jeu des plus grands phénomènes du règne inor-
ganique, comme élément de production en agriculture, comme moteur en industrie, comme
moyen de communication, le plus usité et le moins
dispendieux pour opérer, par le commerce, entre
les contrées ou les peuples, l'échange de leurs
produits naturels ou manufacturés, enfin comme
agent précieux de guérison, on comprendra combien est grande la pensée du ministre qui a conçu
le projet de rassembler annuellement tous les matériaux qui intéressent à tant de titres l'humanité,
et combien elle promet d'être féconde dans l'avenir.

A peine au début de son œuvre, la commission
des eaux de France vient de consigner dans un
travail remarquable le résultat de ses premiers
travaux. Son *Annuaire* sera divisé en trois parties,
à savoir : la première où seront reproduits les éléments d'une statistique savante et détaillée ; la
seconde où seront présentées, sous un jour favo-

rable à leur comparaison, les analyses chimiques; la troisième, enfin, où trouveront place des mémoires étendus sur des sujets dignes d'un tel intérêt.

Ainsi cette publication périodique va devenir une vaste tribune où chaque observation, chaque découverte, chaque recherche pourront se produire avec un utile retentissement, et sous le contrôle des hommes de talent dont la commission est composée.

Mais, quel que soit le mérite de cette œuvre, il est probable que la question des eaux minérales, considérées au point de vue de la pratique médicale, n'y recevra pas une solution. Ce n'est pas en rassemblant des faits, observés sans méthode, que l'on déterminera quel est, comme agent curatif, le rôle de l'eau minérale. La statistique établira que le rhumatisme, par exemple, est guéri à Vichy comme il l'est à Luchon; mais un esprit sérieux se gardera d'en induire que le soufre et les alcalis agissent indifféremment dans le traitement de cette maladie. En matière d'eaux minérales, ce ne sont pas les faits qui manquent, mais les aperçus de doctrine qui donnent aux faits leur valeur véritable.

Or, ces aperçus, ces lois qui s'appliquent à un

vaste ensemble de résultats individuels, il est dans la nature de l'esprit humain de les trouver et de les formuler seul. Mais si la thérapeutique n'est pas précisée, l'application demeure incertaine; les eaux minérales ne sont pas fréquentées comme elles devraient l'être, et, considérées comme élément de richesse publique, elles ne donnent pas aux populations pauvres qui les avoisinent le bien-être que ces populations en espèrent.

A mon sens, donc, cette commission, en ce qui concerne les eaux minérales, aura probablement le sort de toutes celles qui l'ont précédée. L'essai n'est pas nouveau, et la commission nommée en 1819 dans un but à peu près semblable par M. do Siméon, alors ministre de l'intérieur, n'a laissé d'autres souvenirs que celui d'avoir inspiré l'ordonnance royale du 18 juin 1823, laquelle ordonnance ne contient elle-même aucune disposition qui ne soit reproduite de la législation antérieure.

Intercurremment, pendant que le gouvernement ordonnait les mesures dont je viens d'esquisser l'histoire, il confiait à M. Longchamp le soin d'analyser toutes les eaux minérales de notre territoire. Cette mission, commencée en 1820, dut cesser quelque temps après, parce que les chambres rejetèrent le crédit demandé pour son accomplissement.

Si l'on sort de l'ordre des actes scientifiques, pour entrer dans celui des actes économiques, on trouve, dans diverses mesures, la même sollicitude du gouvernement à l'endroit des eaux minérales.

L'article 3 de l'arrêté du 3 floréal an VIII ordonne que le prix des baux des sources appartenant à la République soit uniquement employé à l'entretien et à la réparation des sources ainsi qu'aux traitements des officiers de santé chargés de l'inspection des eaux.

Le gouvernement ne se contente pas de laisser aux sources sanitaires, pour le soin de leur amélioration, la totalité de leurs produits. Les eaux minérales figurent en recette, sur plusieurs budgets, pour une somme de cent mille francs, et en dépense pour celle de deux cent cinquante mille francs. L'excédant de la dépense sur la recette est réparti par M. le ministre de l'agriculture et du commerce (1) entre les divers établissements qui

______

(1) Depuis la suppression du ministère de l'agriculture et du commerce, les eaux minérales sont passées au département de l'intérieur. Ce que je dis dans ce travail du ministère de l'agriculture s'appliquera désormais au ministère de l'intérieur.

sont en souffrance, et particulièrement entre ceux qui appartiennent à des hospices, des institutions de bienfaisance, ou des communes.

Sous ces mesures cependant, bonnes en elles-mêmes, se cache un vice profond, en ce sens que, les établissements appartenant à des particuliers étant les plus nombreux, l'industrie des eaux minérales n'est secondée en France que dans des limites étroites et avec des ressources restreintes.

Si je ne me trompe, il ressort de cet exposé :

1º Que l'action du gouvernement est mêlée à tout ce qui a été fait de sérieux, depuis deux cent cinquante ans, en matière d'eaux minérales ;

2º Que le gouvernement a agi dans le but évident d'accroître la valeur de cet élément de notre richesse territoriale ;

3º Que, malgré ces efforts, l'importance de nos eaux minérales est bien au-dessous des espérances que cette industrie fait concevoir.

J'ai le droit de conclure que toute étude réfléchie, faite dans le but d'éclairer le gouvernement et de lui indiquer comment il doit poursuivre l'œuvre commencée, recevra de lui un bienveillant accueil.

CHAPITRE II.

J'ai dit que, par la manière dont ils ont été
rassemblés, les rapports des inspecteurs et les
analyses chimiques ne devaient porter à l'histoire
des eaux minérales que des matériaux incorrects.

Des masses de faits sont, il est vrai, déposées
dans les annales de l'art ; la litérature médicale
possède une infinité de travaux sur cette partie
de nos connaissances ; mais, comme ces matériaux
n'ont pas de formes déterminées, ils se prêtent à
la construction de tout édifice. C'est une vraie
poussière scientifique qui manque de ciment, et
ne conserve que passagèrement la trace du dernier qui la pétrit ou la foule.

Cependant l'action des eaux minérales est in-
contestable ; elle est universellement admise, re-
connue ; elle a été à peine niée par quelques
esprits plus amis du paradoxe que de la vérité.
Les peuples, dans l'enfance même de la civilisation, reconnaissent leurs vertus, et, s'il faut en
croire Patissier, les Persans, les Chinois, les In-

diens et les Égyptiens ont des sources où ils vont puiser la santé.

La plupart de nos stations thermales, Luchon, Bourbonne, Luxeuil, Aix, etc., conservent d'irrécusables témoignages de la foi qu'elles inspiraient aux anciens. Quelques sources d'Aquitaine, avant d'avoir reçu de Bordeu l'immense éclat que le talent de ce médecin sut donner à leurs qualités, étaient fréquentées par les pauvres gens des environs, et, en plein moyen âge, sans autre guide que l'expérience, les comtes de Foix fondaient, auprès des sources puissamment sulfureuses d'Ax, un hôpital où devaient guérir les malheureux qui rapportaient la lèpre des croisades.

Cette foi aux propriétés curatives des eaux minérales, dont le flambeau a traversé, sans s'éteindre, de longs siècles d'ignorance, cette foi est plus vive maintenant qu'elle ne le fut jamais. Des guérisons merveilleuses, surprenantes, inattendues, l'entretiennent; l'observation les recueille, les constate, mais malheureusement l'expérience ne possède pas des règles pour les reproduire. Or, la détermination de ces règles est précisément le problème à résoudre en matière d'eaux minérales. «Tous les éloges que l'on prodigue aux eaux » sont vains et dangereux, dit Patissier, tant

» qu'on ne spécifie pas bien nettement les cas de
» leur application. » Que devient, en effet, l'excel-
lence de l'instrument, si la main qui le dirige
ignore les procédés qui règlent son usage et la mesure même de son action ?

Il faut convenir, avec le même auteur, que :
« Bien que nos établissements thermaux soient, de
» nos jours, fréquentés par un concours d'étran-
» gers qui y affluent de toutes parts, la connais-
» sance des propriétés physiologiques et théra-
» peutiques des eaux n'a pas augmenté dans la
» proportion du nombre des malades, et, nous le
» disons à regret, la médecine, jusqu'à présent, n'a
» pas retiré tout le fruit que l'on devait attendre
» de ces nombreuses réunions qui offrent un
» champ si vaste à l'observation médicale. »

Sous ce rapport nous ne sommes guère plus avan-
cés que du temps de Bordeu, heureux si nous avions
sa sagacité médicale ! Mais, de même que le pein-
tre emporte, en mourant, sa palette et ses pin-
ceaux, le médecin, qui est artiste aussi, emporte
avec lui son *tact* médical, cette inspiration juste
et soudaine qui fait de son esprit le miroir fidèle
de la nature souffrante et désigne nettement les
procédés que réclament les indications. « Chaque
» art a son secret, dit Hufeland, nul ne peut l'ap-

» prendre d'autrui ni l'enseigner aux autres. » Au temps de Bordeu, le champ de la médecine était en friche ; au milieu des épaisses broussailles qu'y avait fait croître l'erreur, Bordeu, sans guides et sans précédents, traça sa voie à sa manière ; il guérissait aux eaux minérales des Pyrénées des maux que l'on n'y guérit plus. Ce n'est pas que ces eaux aient changé de vertus ; il n'y a de changé que l'homme de génie qui les prescrivait. Si donc les livres de Bordeu nous sont restés comme un assemblage de faits dont la sincérité ne peut être mise en doute, l'auteur ne nous a pas laissé le secret de sa méthode, et le traité des *Maladies chroniques*, en constatant que les eaux minérales guérissent, n'apprend pas, quoi qu'on puisse en dire, comment elles le font.

Cette absence de dogme se fait sentir. Si l'on jette un coup d'œil d'ensemble sur les ouvrages qui ont trait à l'action thérapeutique des eaux minérales, on est frappé de ce fait étrange que les sources sanitaires les plus variées guérissent des maladies d'espèces semblables. Avide de saisir la loi de ces faits, l'esprit en a induit que, quelle que soit la nature des eaux, elles agissent sur l'économie d'une manière identique, et l'on a appelé *excitation* ce mode d'agir. C'est, sous un autre nom, le *remontement* de Bordeu, et l'art du médécin qui prescrit les eaux ne diffère guère de l'acte instinctif qui nous porte à secouer une montre qui s'est arrêtée, dans le but de rétablir ses mouvements.

Qui n'aperçoit cependant les conséquences fâcheuses d'une pareille théorie? «Avancer, dit » Patissier, que toutes les eaux minérales convien- » nent également dans toutes les maladies chro- » niques, c'est déclarer de deux choses l'une : ou » les maladies présentent le même siége, les mêmes » causes, les mêmes symptômes, ce qui est un pa- » radoxe ; ou bien cette médication est propre à » tout, c'est-à-dire sans puissance intrinsèque, et » son efficacité est due uniquement au voyage et » aux distractions qu'elle procure. »

Ce raisonnement est d'une vérité frappante. Dire, en effet, que la modification que les eaux minérales impriment à l'économie, variable pour la forme, est identique quant au fond, c'est affecter à leur endroit le plus étrange scepticisme, amener dans leurs applications une confusion fâcheuse, porter à la foi que les sources sanitaires commandent, à la prospérité dont elles deviennent l'occasion, une atteinte coupable.

A la vérité, la théorie de l'excitation, exclusivement admise en matière d'eaux minérales,

adoptée sans restriction par quelques systémati-
ques, l'est, avec des tempéraments, par les esprits
plus sages. « On est obligé de reconnaître, dit Pa-
» tissier, que plusieurs sources jouissent d'une
» vertu toute particulière, toute spéciale, in-
» connue dans sa nature, calculable et appréciable
» dans ses effets seulement. »

Ainsi l'esprit flotte, sans boussole, entre la
théorie de l'*excitation* et celle de la *spécificité*, et,
à défaut de règles dans la doctrine, l'*observation
personnelle*, avec toutes les conséquences qu'elle
entraîne, vient s'imposer violemment au malade
dans la pratique des eaux. Aristophane s'égaierait,
aux dépens de nos valétudinaires, de cette langue
mystérieuse du dieu qui, dans ces nouveaux tem-
ples d'Esculape, n'est entendue que de ses mi-
nistres. Ils se retranchent derrière une expérience
qui repousse tout examen ; ils allèguent une spécificité de vertus que l'œil constate, mais que la
raison n'explique pas, et ne laissent pas pénétrer
dans le sanctuaire où leur esprit fait entre l'erreur
et la vérité le plus étrange mariage.

La théorie de l'excitation a le défaut de ne point
indiquer le mécanisme intime de la production
des phénomènes et de ne pas tracer de règles pratiques pour les reproduire ; c'est la systématisation

simple et naïve d'un vaste empirisme qui, depuis Bordeu jusqu'à nous, porte à la science des matériaux hétérogènes.

La doctrine de la spécificité est le cri de l'intérêt individuel ou local, prenant effrontément le langage austère de la science.

Ainsi, considérées comme moyens de guérison, les eaux minérales n'ont pas participé aux progrès des autres parties de la médecine, et le problème nettement formulé par M. Ferrus en 1827 attend sa solution. « Il faudrait connaître quelle est » l'influence de ces diverses eaux sur l'état général » de l'économie saine, et, en particulier, sur cha- » que appareil fonctionnaire ; il faudrait, puisqu'on » ne peut préciser quels sont les phénomènes criti- » ques déterminés par l'usage des eaux dans le » plus grand nombre de maladies, savoir au moins » jusqu'à quel point elles sont capables de troubler » ou seulement d'activer chacune des fonctions ; » quels sont enfin les organes ou les appareils or- » ganiques sur lesquels chacune d'elles agit plus » particulièrement. »

Ce problème, par des voies différentes de celles du passé, il est possible de le résoudre : on saura prochainement peut-être sur quel appareil orga- nique chaque eau minérale agit spécialement.

Dans ce but il faudra, sans doute., suivant le précepte de Descartes, décomposer le sujet en autant de parties qu'il se pourra, afin de le saisir avec netteté.

Or, l'agrégat vulgairement connu sous le nom *eaux minérales* est composé de trois éléments principaux, à savoir : l'*eau*, la *thermalité*, un *principe minéral* dominant. Il conviendra de les isoler et d'étudier séparément leur action.

Je n'ai pas la pensée d'exposer ce sujet avec l'étendue qu'il comporterait, mais je ne sortirai pas du plan de ce travail en énonçant quelques principes qui ne sont pas sans utilité.

L'eau a des propriétés *communes*, la thermalité des propriétés *spéciales*, le principe minéral des propriétés *spécifiques*.

Administrer l'eau minérale sans que l'esprit ait, au préalable, procédé à cette analyse, c'est ne pas savoir, après l'action, la part qui, dans le résultat, revient à l'eau, celle qui revient à la thermalité, celle qui revient au minéral.

J'ai dit que, dans l'agrégat hydro-minéral, l'élément *eau* a des propriétés *communes*, et je les qualifie de ce mot parce qu'elles sont communes à toutes les eaux employées dans les mêmes conditions. Étudier ces propriétés communes, c'est faire l'histoire physiologique et thérapeutique de l'eau en général.

Malgré son apparente simplicité, le sujet est difficile. On a beaucoup écrit sur l'action de l'eau, quand celle-ci est appliquée *topiquement;* mais les travaux publiés à cet égard traitent davantage, et en quelque sorte à leur insu, de la thermalité dont l'eau est chargée que de l'eau elle-même.

Prescrite à l'*intérieur,* comme boisson, l'eau n'a guère été considérée, jusqu'à présent, qu'au point de vue de l'hygiène. Nos connaissances sur la modification intime que l'eau imprime à nos liquides, à nos tissus, au jeu de nos organes, sont à peu près négatives. L'hydrothérapie a enregistré des faits qu'aucun aperçu doctrinal ne domine, et leur examen, quand il faut leur assigner une cause, ne permet pas à l'esprit de se prononcer entre l'art et le hasard.

Cependant l'eau forme à peu près les 9/10es du poids du sang. Cette moyenne n'est pas constante, et il est probable que des influences particulières, dans l'exercice de nos fonctions, correspondent à ses oscillations. Thalès, dans les spéculations de l'ancienne philosophie, considérait l'eau comme l'aliment primordial, parce que l'eau est en effet indispensable à l'existence de tout le règne organique.

La raison fait donc pressentir que l'eau joue, dans l'économie, un rôle considérable. Ce rôle n'est pas suffisamment étudié et connu.

Est-elle *seule ?* Il paraît que l'eau est indifféremment éliminée par les divers émonctoires, dans la mesure de leurs fonctions.

Est-elle *associée ?* Il est certain qu'elle se dirige de préférence vers l'émonctoire qui doit livrer passage à la substance médicamenteuse que l'eau tient en dissolution.

De même que les remèdes ne pénètrent pas dans nos organes s'ils ne sont dissous, de même ils ne sont pas éliminés si l'eau ne les accompagne. Si cette eau a été préalablement ingérée, elle sort sans dépense pour nos organes ; mais si la substance minérale a été introduite à l'état sec, elle semble faire elle-même appel, vers l'émonctoire qui est le sien, de l'eau nécessaire à son élimination.

Considérée donc comme élément de l'agrégat hydro-minéral, l'eau joue un rôle réel et *général* sur l'activité de nos organes. Ce rôle se *spécialise,* quand l'eau est chargée de principes spéciaux.

Elle entre donc dans l'action médicale pour une part qu'il conviendra d'étudier et dont il faudra tenir compte.

Si nous ne savons guère ce qu'est l'eau, considérée comme remède, plus incertaines encore sont nos connaissances relativement à la *chaleur* et au *froid*.

La thermalité sèche et la thermalité humide n'ont pas, dans leurs différences d'action, été suffisamment nuancées par l'observation. La science conserve de bonnes monographies qu'elle considère comme autant de chapitres relatifs à cette question ; mais, malgré ces travaux, le rôle physiologique de la chaleur et du froid, quand on applique ceux-ci sur les surfaces internes ou externes, est loin d'être connu.

Voilà donc, dans l'agrégat hydro-minéral, un nouvel élément dont l'histoire est à faire.

Des trois principes dont les eaux minérales présentent l'assemblage, le plus étudié est assurément le *minéral*.

Par un aveuglement étrange, c'est lui seul que l'on considère comme *agissant*. Si l'on fait à la chaleur, si l'on fait à l'eau une part dans les résultats, c'est, en quelque sorte, une part de convenance commandée par l'obscurité de ces résultats.

La chimie, intervenant en souveraine dans notre domaine, nous a imposé ses spéculations et son langage. Les eaux minérales ont été *sulfureuses, salines, gazeuses, ferrugineuses, iodurées, bromurées*, etc.

Ces mots d'emprunt ont jeté de la confusion dans notre observation, et, oubliant notre qualité de médecins, nous n'avons plus vu dans les eaux minérales que des *sels,* des *acides,* ou des *alcalis.* Le trait est devenu pour nous un individu ; nous nous sommes faits chimistes. Mais autre est un alambic, ou une cornue, ou une fiole à médecine, autre le corps humain.

Les égarements du dogme, en matière d'eaux minérales, nous punissent de la foi trop vive que nous avons accordée aux promesses menteuses de la chimie.

Nous avons vu les mêmes maladies guéries par les eaux sulfureuses, les eaux alcalines, les eaux gazeuses, les eaux chaudes, les eaux froides, et nous avons dit : Un même effet suppose un mode physiologique identique. Il fallait qualifier ce mode, et on l'a caractérisé par un mot qui a fait beaucoup de bien et fut la cause de beaucoup de mal : le mot *excitation.* Ainsi toutes les eaux minérales ont une action semblable : elles sont toutes *excitantes.*

De là à l'incrédulité la plus absolue en matière d'eaux minérales, il n'y a qu'un pas.

La vérité est que les différences que la chimie constate, importantes pour elle, le sont peu pour nous, et que, pour être dissemblables à l'analyse, le nitrate de potasse et la digitale, par exemple, n'en sont pas moins, pour nous, rapprochés par les plus légitimes analogies.

Ainsi des eaux minérales; et il suffisait de cette vue pour que l'observation prît une direction différente.

Jamais peut-être la terminologie de l'école italienne ne put être employée avec plus de vérité. Par les éléments minéraux qu'elles contiennent, les sources sanitaires sont *sthéniques* ou *asthéniques.*

Sthéniques sont : les sulfureuses, les iodurées, les bromurées, les ferrugineuses, les manganésiennes et les acidules gazeuses.

Asthéniques : les alcalines, les salines à base de soude, de magnésie, etc.

Cette différence d'action ne surprendra pas. Les premières, en effet, modifiées dans l'appareil respiratoire, ou principalement éliminées par lui, donnent de la richesse à l'hématose. Elles impriment à la circulation un degré particulier de

rapidité et d'énergie, et au sang plus de couleur et
plus de plasticité. Elles conviennent à peu près
dans le traitement de toutes les cachexies. Quelques
unes, les sulfureuses particulièrement, à raison
de leur action élective sur la muqueuse pulmonaire
dont elles relèvent le ton, sont salutaires
dans le traitement des maladies chroniques de
cette membrane. La fin de la respiration n'est pas
seulement l'élimination du carbone, mais aussi
celle de toutes les substances combustibles charriées
par le sang. Par la manière dont il se conduit
à leur contact, le poumon semble expliquer
lui-même la nature des fonctions qui lui ont été
dévolues. Chargé de rendre les substances combustibles
au monde, il se refuse presque absolument
à les reprendre, et il n'en est pas qui troublent
plus son exercice que les composés gazeux
du soufre, du carbone, de l'iode, du brome, du
chlore et du phosphore. Il faut donc bien se
pénétrer de cette vérité, que la muqueuse pulmonaire
malade est avantageusement modifiée par le
soufre que l'on expire, et point par celui que l'on
respire.

L'eau qui dissout ces minéraux sthéniques ne
les abandonne pas, et nécessite, de la part du
poumon, pour sa propre élimination, un degré de

plus d'activité. L'expérience démontre que le fer ne guérit pas la chlorose comme les eaux ferrugineuses; le soufre, les bronchites chroniques comme les eaux sulfureuses; le chlore, le brome, l'iode, les diverses manifestations de la cachexie scrofuleuse comme les eaux iodurées, bromurées, chlorurées. L'observation prouve aussi que lorsque, par l'effet de causes encore obscures, les matériaux respiratoires que l'économie crée,—le sucre et l'albumine,—traversent le poumon sans y être brûlés, l'eau les suit dans leurs nouvelles voies; elle est avec eux éliminée par les reins ou demeure enfermée dans les cavités des membranes séreuses et la trame des tissus.

Quant à la seconde classe de substances minérales, les asthéniques, déjà comburées, elles résistent à l'absorption : elles sont alors *purgatives ;* ou bien elles sont absorbées, promenées dans le torrent de la circulation, mises dans le poumon en contact avec l'air qui ne les modifie pas, et éliminées enfin par l'organe qui livre passage aux substances dont les affinités sont satisfaites : elles sont alors *diurétiques.* Dans l'un et l'autre cas, elles exercent sur les forces vives de l'économie une dépression plus ou moins profonde.

Sont-elles purgatives? La cause de cette dépression est facile à saisir. La vie est attaquée dans sa racine, l'absorption troublée, l'assimilation incomplète ou insuffisante.

Sont-elles diurétiques? Elles établissent au profit des reins une dérivation, un surcroît d'activité qui ne se fait jamais qu'aux dépens des poumons. Il y a entre la diurèse et la respiration une polarité facile à saisir. La respiration se ralentit quand la diurèse est suractivée. Il paraît constant que lorsque, par l'effet de leur position géologique, les peuples ingèrent des eaux ne contenant que des sels neutres, destinés à être éliminés par les reins, la respiration s'affaiblit, l'hématose s'alanguit, et l'on voit se produire le goître, le crétinisme, la scrofule.

Ainsi les travaux de M. Grange sur les causes du goître, de M. Chatin sur les effets de l'iode, de M. Robin sur la combustion de l'albumine, de MM. Bouchardat et Sandras sur celle des corps gras, de M. Bernard sur la production et la combustion du sucre, de M. Magendie sur la chaleur, trouveront peut-être un jour, dans une histoire bien faite des eaux minérales, leur lien et leur synthèse.

Cette question des eaux minérales touche donc à la médecine pratique, à l'hygiène publique, à l'ethnographie, à l'économie politique.

La méthode qui consiste à rassembler des observations, telles qu'elles l'ont été dans le passé, prouve, par la faiblesse de ses résultats, combien elle est vicieuse.

Il convient de déterminer les conditions abstraites de l'emploi des eaux minérales, à faire, en quelque sorte, l'esthétique de l'art en cette matière, et, quand les règles seront ainsi posées, les indications deviendront faciles et les résultats plus assurés. On rentrera dans les conditions du problème posé par M. Ferrus. De ce que quelques maladies sont guéries par des eaux contenant des principes différents, on n'en inférera pas que l'*excitation* est la règle commune de l'action des eaux minérales ; on aura démêlé la part qui, dans la guérison, revient à l'*eau*, celle qui revient à la *chaleur*, celle qui revient aux *principes minéraux ;* on saura comment nos organes se sont conduits sous leurs influences respectives.

Déjà, confondues avec des sources sans valeur, classées sous un niveau commun, nos eaux minérales ne se recommanderaient bientôt plus par des vertus particulières. Il est utile, dans un intérêt public, que les sources de notre pays reprennent leur réputation séculaire, cette renommée méritée par la variété de leurs principes, l'échelle de leur thermalité et les services qu'elles ont rendus à l'humanité souffrante.

Pour atteindre ce résultat, le concours de tous les médecins que le gouvernement prépose à l'administration des sources sanitaires est indispensable; mais, il faut le dire, dans l'état actuel des choses, la législation qui concerne ces inspecteurs est telle qu'elle rend ce concours quelquefois impossible et toujours douteux.

Je terminerai ce mémoire par la démonstration de cette assertion.

CHAPITRE III.

DE LA LÉGISLATION QUI RÉGIT LES EAUX MINÉRALES.

Cette législation assigne des droits et des devoirs aux *inspecteurs, régisseurs* ou *fermiers, propriétaires, employés, indigents,* etc.

Quelles que soient les personnes auxquelles la législation sur les eaux minérales s'applique, il est rare que l'inspecteur ne soit pas en cause. Exposer ce qui concerne celui-ci, en montrer l'insuffisance ou la défectuosité, c'est, en quelque sorte, soumettre toute la législation sur la matière à un examen critique.

Ce travail serait long si je voulais le traiter d'une manière complète. Je me contenterai de mettre en saillie les points les plus importants.

L'inspecteur est nommé par le gouvernement.

Nommé, il a des devoirs à remplir.

Si je prouve que la nomination de l'inspecteur ne présente pas ordinairement les garanties convenables, si je prouve aussi que la législation rend d'une part impossibles les devoirs qu'elle impose de l'autre, il deviendra évident que la législation concernant les eaux minérales est à refaire.

Enfin si le personnage autour duquel gravite la valeur des eaux minérales *comme industrie* et *comme agent thérapeutique*, a, d'après la nature même des dispositions législatives qui limitent ses devoirs, des fonctions mal définies, on comprendra pourquoi, considérées comme *cause de richesses*, et pourquoi, considérées comme *moyens de guérison*, les eaux minérales ne nous ont pas encore donné ce qu'elles nous promettent pour l'avenir.

A. — NOMINATION.

Les médecins inspecteurs sont nommés par le ministre de l'intérieur.

(Art. 3 de l'ordonnance royale du 18 juin 1823 (1).)

En principe, rien n'est plus naturel qu'une nomination faite par le gouvernement; mais, dans l'espèce, par la manière dont elle est faite , cette nomination ne manque pas d'inconvénients.

En général, quand une vacance a lieu dans une

(1) Le décret du 26 mars 1852, en abandonnant aux préfets la nomination des médecins inspecteurs d'eaux minérales, dans les établissements *privés* ou *communaux*, vient apporter une dérogation à l'ordonnance royale du 18 juin 1823.

Cette dérogation est-elle heureuse? Je ne le pense pas. Il y a grand intérêt pour les départements à ce que les établissements d'eaux minérales *privés* ou *communaux*, aussi bien que ceux dont inspection d'eaux minérales, cette vacance n'est connue que dans un rayon restreint, à moins que la station minérale ait une grande renommée. Les candidatures qui se produisent sont des candidatures *locales*. De petites ambitions s'agitent autour des préfets ou du ministre, et le ministre défère au comité d'hygiène publique l'appréciation des

l'État est propriétaire, soient pourvus de médecins d'un mérite éprouvé. Les préfets s'inspireront assurément de cette pensée. Or, ils ne trouveront pas souvent dans les pays pauvres, où sont placées les sources sanitaires, des médecins capables d'étendre ou même de soutenir la réputation des eaux. Dans l'impossibilité où les préfets seront placés de faire autour d'eux des choix convenables, ils en référeront au pouvoir central vers lequel viendront toujours rayonner tous les genres de gloire, et la décentralisation, en ce qui concerne les médecins des eaux minérales ne sera qu'apparente.

La nomination faite par les préfets présente des avantages quand elle s'applique à des agents préposés à des services de dépenses; mais elle offre des inconvénients réels quand elle s'applique à des agents préposés à des services de recettes. C'est à ce point de vue qu'il faut considérer les eaux minérales. Pline dit : *Urbes aquæ condunt*. Mais si les eaux deviennent la cause du développement de quelques cités, ce sont les médecins qui donnent de l'éclat et du retentissement aux qualités curatives des eaux. Il suffit d'un inspecteur armé de savoir et de volonté pour tirer du néant ou de l'oubli une source précieuse et enrichir une contrée.

Ce que je dis de la nomination des inspecteurs, faite suivant le mode ancien, est applicable *à fortiori* aux nominations qui seront faites à l'avenir d'après les prescriptions du dernier décret.

titres de chaque candidat. Or, là où il n'y a pas de titres, l'appréciation devient illusoire, et, entre plusieurs compétiteurs également obscurs, le choix du comité tombe ordinairement sur le plus remuant.

Le candidat élu prend les choses à peu près au point où son prédécesseur les avait laissées. Il s'abandonne à la bonne fortune. Les malades viendront ou ne viendront pas, il n'y sera que pour ses vœux, et la *campagne* sera pour lui bonne ou mauvaise suivant qu'elle aura donné plus ou moins de recette. D'études approfondies, de vues ingénieuses, de travaux sérieux, n'en attendez pas de lui. La saison finie, il ira reprendre sa clientèle de village et chevaucher de commune en commune jusqu'à la saison suivante. C'est à peine si, dans le cours de sa carrière, il publie une *brochure* sur les eaux confiées à sa direction ; une de ces brochures conçues à un point de vue coupable, et que, pour cette cause, les médecins ne lisent plus, et le public guère, et qu'avec méfiance. Il écrit, il est vrai, des *rapports* annuels, mais ces rapports, faits loin de tout regard, méritent peu de confiance. Il y vante outre mesure la valeur de ses eaux : à l'en croire, c'est une panacée ; si bien que l'exagération même de l'éloge est nuisible à leur réputation. Gardez-vous de lui demander des explications sur le mode intime de leur action. Il s'enveloppera du manteau de son expérience : *il a vu;* le fait le dispense d'explications et de commentaires. A ce point que les inspecteurs d'eaux minérales ont fini par voir tout ce qui est impossible : des épanchements cérébraux disparaissant comme par enchantement; des ankyloses complètes guéries par les douches; des phthisies confirmées, par les vapeurs ou les boissons... J'en passe et des meilleures. Or, le mensonge amène la méfiance, et la méfiance fait naître l'incrédulité. L'incrédulité, en matière d'eaux minérales, est infiniment pire que l'incrédulité en matière de remèdes pharmaceutiques. Cette dernière ne nuit qu'au pharmacien; la première atteint des populations entières dans leur bien-être; elles sont pauvres, et elle augmente leur pauvreté.

Ces faits sont si constants, et le mode de nomination des inspecteurs d'eaux minérales si vicieux, que le comité d'hygiène publique a senti le besoin de le modifier. Dans sa pensée, donner de la publicité aux vacances, appeler ainsi des candidatures, serait la réforme la plus urgente.

Cette publicité serait bonne en elle-même, mais

elle ne suffirait pas. Elle serait bonne en ce sens qu'elle provoquerait des candidatures sérieuses pour les inspections importantes, et qu'elle entretiendrait parmi les inspecteurs d'un rang secondaire, avec une salutaire émulation, l'espérance d'arriver un jour, par le travail et le mérite, à un emploi d'un rang plus élevé. Elle ne suffirait pas : 1° parce que les inspections ne sont pas classées avec soin, et qu'un médecin occupé ne consentira pas à abandonner une clientèle acquise par de longs soins pour se jeter dans l'inconnu ; 2° parce que les divers candidats fussent-ils bien renseignés, la nature des titres à faire valoir n'est pas définie, et, par suite, leur appréciation devient arbitraire.

J'ai besoin de justifier ces deux assertions. Je dis que la valeur des inspections, comme emploi lucratif, n'a été l'objet d'aucun classement. Aux termes de l'article 9 de l'arrêté du gouvernement du 3 floréal an VIII, les établissements d'eaux minérales sont divisés en trois classes : les inspecteurs préposés à la surveillance d'un établissement dont la location excède trois mille francs ont mille francs d'appointements ; l'inspecteur a huit cents francs quand la location ou le produit de l'établissement excède deux mille francs ; enfin, quand la location ou le revenu sont au-dessous du prix de deux mille francs, l'inspecteur en prélève la moitié, sans que, dans aucun cas, son traitement puisse dépasser six cents francs. Or, il s'en faut que la valeur de l'inspection marche parallèlement à celle de l'établissement. Parmi les établissements de première classe, il en est qui donnent à l'inspecteur de beaux émoluments, et d'autres où ce fonctionnaire trouve à peine le moyen de vivre honorablement. Cette inégalité dépend de causes diverses, et il ne tient pas au mérite de l'inspecteur de la faire disparaître. Il est évident que l'inspection d'un établissement qui vaut un million sera préférable à celle d'un établissement qui vaut cent mille francs, quoique les deux soient classés dans la première catégorie. A valeur égale, un établissement où l'on donnera dix mille bains à des malades riches procurera plus de profits à l'inspecteur qu'un établissement où l'on donnera le même nombre dé bains à des malades d'une fortune médiocre. Enfin, le nombre de bains et la nature de la clientèle étant supposés les mêmes, une station thermale où se trouvent groupées des sources nombreuses et variées oblige le malade à s'adresser au médecin inspecteur, seul capable de le diriger, tandis que les conseils de l'homme de

l'art deviennent superflus dans un établissement alimenté par une seule source à température du bain.

J'ai donc le droit de dire que, malgré la division
faite par la loi des établissements d'eaux minérales en trois catégories, les inspections ne sont
pas convenablement classées. L'article 11 de l'ordonnance royale du 18 juin 1823 autorise les médecins inspecteurs à percevoir des honoraires de la
part des malades dont ils dirigent le traitement. En
dehors de l'indemnité officielle et fixe, il est donc
attaché à ces sortes d'emplois une indemnité variable et accessoire. Celle-ci est bien plus impor-
tante que la première. C'est d'après sa moyenne
que les inspections d'eaux minérales devraient être
classées. Sil en était ainsi, les médecins dont la
réputation est déjà faite, fondée sur des travaux
ingénieux et un mérite réel, ne craindraient pas
de solliciter un emploi qu'ils sauraient devoir être
la récompense honorable et lucrative de leurs efforts, et les stations minérales auprès desquelles
ils seraient placés recevraient de leur présence à
côté d'elles un nouvel éclat.

Mais le classement des inspections d'eaux minérales ne suffirait pas ; il conviendrait aussi de
déterminer la nature des titres qui donneraient
des droits à ces sortes d'emplois.

Il ne faut pas que de la science, même une science de bon aloi pour remplir convenablement les devoirs de l'inspection. En dehors des connaissances médicales pratiques, il faut aussi que l'inspecteur connaisse les procédés analytiques de la chimie, les éléments de la physique, ceux de la géologie; le sujet l'exige.

D'une autre part, les clients recherchent et distinguent dans un inspecteur d'eaux minérales l'aménité des manières, la facilité du langage, l'habitude du monde. L'administration supérieure et le pays se trouvent bien d'avoir en lui un fonctionnaire nourri d'idées économiques saines, capable de concevoir des projets utiles, de les exprimer, de les écrire et de les porter à la connaissance des préfets, des conseils généraux ou du gouvernement. L'inspecteur n'a pas seulement des malades à soigner ou une police intérieure à régler, dans les stations d'eaux minérales, mais encore il tient en main les intérêts d'un pays pauvre qui attend de ses efforts le bien-être et la fortune. La prospérité d'une ville, d'une commune, d'une vallée, quelquefois de tout un canton, dépend de la manière dont l'inspecteur accomplit ses fonctions : Mont-Dore, Eaux-Bonnes, doivent à leurs inspecteurs leur immense réputation.

Le pays a donc tout intérêt à ce que le corps des inspecteurs d'eaux minérales se recrute d'une manière convenable. Le gouvernement doit conserver le privilége des nominations; mais, pour que celles-ci soient faites à bonne enseigne, il faut : 1° que les stations d'eaux minérales soient classées d'après le revenu approximatif des inspections; 2° que les inspections soient hiérarchisées, et que par son travail, son mérite et son talent, un inspecteur de la dernière classe puisse parvenir à la première; 3° que la nature des titres qui donnent des droits à ces nominations soit définitivement établie.

La nomination de l'inspecteur est quelquefois accompagnée de celle d'un adjoint, en vertu de l'article 3 de l'ordonnance royale du 18 juin 1823, ainsi conçu :

Il pourra, là où ce sera jugé nécessaire, être nommé des inspecteurs adjoints à l'effet de remplacer les inspecteurs titulaires en cas d'absence, de maladie ou de tout autre empêchement.

En thèse, rien n'est plus fâcheux, pour une station d'eaux minérales, que la présence d'un adjoint à côté de l'inspecteur. Bien que la loi stipule que l'adjoint n'a pas de fonctions hors le cas où l'inspecteur est absent, malade ou empêché, il est rare que l'adjoint ne s'autorise de son titre pour solliciter la confiance des malades et diriger leur traitement. Toutes choses étant égales, les malades préféreraient l'inspecteur ; il faut donc que l'adjoint se fasse remarquer soit par une certaine originalité d'idées, en matière d'eaux minérales, soit par le bon marché de ses consultations. L'inspecteur n'a plus auprès de lui un collaborateur et un ami qui partage ses travaux, s'associe à ses projets et seconde les mesures par lui prises en vue du bien public, mais un rival qui lui dispute ses émoluments et l'abreuve d'amertumes. La division s'établit ainsi entre deux fonctionnaires créés pour marcher d'accord. Contrairement à ce qui a lieu dans toutes les administrations, l'adjoint n'est pas le subalterne de l'inspecteur, il n'a pas d'ordres à recevoir de lui ; ils relèvent tous deux, à titre égal, de l'autorité supérieure. Cette indépendance est assurément nuisible au bien du service.

L'inspecteur est l'homme du gouvernement ; ses fonctions, son mérite ou ses relations lui donnent de l'influence et son opinion a de l'autorité. Quelquefois ses ennemis se servent du sous-inspecteur comme d'un drapeau d'opposition ; ils font de la propagande en sa faveur, patronnent ses menées, portent bien haut son talent, son savoir, son expérience, si bien qu'ignorant les causes secrètes de tous ces mouvements, et placé entre deux médecins dont l'un dit *oui* et l'autre *non*, le client doute ou ne croit plus aux vertus des eaux minérales. Il pense que si ces vertus étaient nettes et bien évidentes, elles ne fourniraient pas prétexte à des interprétations aussi divergentes. Un pareil raisonnement ne suppose pas une grande hauteur d'intelligence, et les plus simples le font. Au-dessous de ces luttes est le pays qui assiste à leur spectacle avec affliction, parce que, quel que soit le vainqueur, il en est, lui, la victime.

L'adjonction a un autre genre d'inconvénient. Comme, aux termes de la loi, l'adjoint n'a pas de fonctions réelles, on avait accordé peu d'importance à ce titre. Le gouvernement le donnait souvent à des médecins domiciliés auprès des sources, et qui le réclamaient. Or il est advenu que, l'inspecteur venant à mourir, l'adjoint a cru sérieusement que son titre lui donnait des droits à l'obtention de l'emploi vacant. Il a fait agir dans le sens de ses prétentions des personnages influents qui, comme lui, les ont crues fondées. Sans tenir compte de ces sollicitations, le gouvernement a pourvu à ces vacances par des choix faits dans l'intérêt bien entendu des populations. Le motif qui a dirigé ses actes n'a pas été compris; la coterie locale a crié au scandale, l'amour-propre s'est offensé de la *faveur*, précisément parce que l'ignorance n'a pas trouvé faveur auprès de l'autorité supérieure.

Les inconvénients de l'adjonction ont paru si patents, qu'en principe, et hors des cas tout à fait exceptionnels, on repousse, au ministère de l'agriculture et du commerce, toute demande d'emploi de ce genre.

Les considérations que je viens de développer démontrent que la nomination des médecins inspecteurs, titulaires ou adjoints, auprès des sources sanitaires est entachée de défectuosités.

Faite cependant, la nomination de ces fonctionnaires leur impose des devoirs. Je vais en parler.

B. — DEVOIRS.

Les inspecteurs veillent à la conservation des sources. Ils donnent leur avis sur les réparations à faire, lesquelles réparations ne peuvent être entreprises sans l'approbation des préfets qui en rendent compte au gouvernement.

(Art. 3 de l'arrêt du conseil du 5 mai 1781. — Art. 2 de l'arrêté du 29 floréal an vii. — Art. 5 de l'ordonnance royale du 18 juin 1823.)

Ces dispositions sont assurément fort sages, mais il arrive que, sans le vouloir, et sous prétexte de conservation de sources, quelques inspecteurs d'eaux minérales, étrangers au régime souterrain de ces eaux, aux lois de l'hydrostatique ou à l'analyse chimique, proposent des mesures qui sont de nature à altérer, adultérer ou perdre les sources qui leur sont confiées. On devine ce qui advient quand les inspecteurs présentent un projet au préfet. Ce magistrat, qui ne connaît pas la matière, s'en rapporte ordinairement aux lumières de l'inspecteur, et les sources les plus précieuses du territoire subissent des mélanges qui sont préjudiciables à leurs vertus.

Si les manœuvres tendant à la destruction des eaux minérales émanent d'autrui, l'inspecteur, quel que soit son désir de les conserver, se trouve désarmé par le silence de la loi. En droit, *le pro-*

priétaire du sol est propriétaire du dessous et du dessus; il lui est permis de faire des fouilles et de tirer de ces fouilles tous les produits qu'elles peuvent fournir, sauf les modifications résultant des lois et règlements relatifs aux mines et des lois et règlements de police. C'est le texte même de l'article 552 du Code civil. — La loi sur les mines du 21 avril 1810, qui mentionne les exceptions à faire au droit ci-dessus énoncé, n'est pas applicable aux eaux minérales. Un arrêt de la Cour de cassation du 29 novembre 1830 et un autre de la Cour d'appel de Grenoble du 5 mai 1834 maintiennent ce droit du propriétaire dans son intégrité. A la vérité un arrêt de la Cour d'appel d'Aix du 7 mai 1835 détermine que si une source d'eau thermale a été aliénée par le propriétaire du fonds, l'acquéreur de ce fonds ne peut avoir le droit de faire des fouilles qui auraient pour résultat soit de la couper, soit de la perdre, soit d'en abaisser le niveau; mais cette jurisprudence n'est applicable qu'à un cas spécial.

Or, partout, les établissements d'eaux minérales excitent la convoitise; chaque habitant voudrait en avoir un, et il n'est que trop porté à interpréter dans le sens de ses intérêts les dispositions formelles de l'article 552 du Code civil.

En l'absence de lois, quand des fouilles malveillantes compromettaient l'existence d'établissements importants, le gouvernement a dû protéger ceux-ci par des mesures spéciales. De là les dispositions conservatrices prises pour Bigorre et Saint-Sauveur. Quelquefois l'opiniâtreté des parties a été extrême. A Balaruc, un différend de cette nature, commencé en 1714, donna lieu à un premier arrêt du parlement de Toulouse du 28 février 1714, à un arrêt du conseil du 29 janvier 1715, à un troisième arrêt du conseil en date du 11 mars 1783, et ne fut enfin vidé que par les dispositions formelles d'un décret impérial du 7 octobre 1807, ordonnant qu'il serait placé, autour de l'établissement de Balaruc, des bornes, pour limiter une *enceinte réservée,* dans laquelle on ne pourrait ni creuser, ni bâtir.

Telle est donc l'incertitude de la législation sur ce point de droit, qu'elle donne lieu à de nombreux conflits. A Ussat, dans le département de l'Ariége, les résultats heureux obtenus par M. François réveillèrent des rivalités. Les fouilles les plus imprudentes furent faites ; elles pouvaient compromettre les sources thermales. Partout ailleurs, c'eût été une présomption ; à Ussat, c'était une certitude, attendu que les griffons des sources thermales n'étaient pas connus, et que ces eaux venaient se mélanger et se confondre dans une mare souterraine, au milieu de laquelle les baignoires étaient plongées.

L'administration supérieure s'occupa, à juste titre, des travaux entrepris par un rival et de leur suite probable. En l'absence de dispositions générales dans nos lois qui pussent être efficacement appliquées à l'espèce, le préfet de l'Ariége demanda au ministre de l'agriculture et du commerce si l'on ne pourrait pas s'autoriser des termes de la loi du 3 mai 1841 sur l'expropriation pour cause d'utilité publique, pour arrêter les entreprises commencées. Le ministre de l'agriculture et du commerce, M. Cunin-Gridaine, répondit que la loi du 3 mai 1841 n'était pas applicable à l'espèce. Il ajoute : « Le » gouvernement avait si bien senti l'insuffisance de » la législation actuelle sur ce point, qu'il avait » présenté aux chambres, il y a quelques années, » un projet de loi tendant précisément à faire don- » ner à l'administration le droit d'interdire, moyen- » nant une indemnité convenable, les fouilles qui » seraient reconnues de nature à entraîner la perte » ou l'altération des sources minérales dont l'uti- » lité publique aurait été constatée. Ce projet ne » fut pas adopté par la chambre des députés ; mais » j'ai prié mon collègue, M. le ministre des travaux

» publics, de prendre de nouveau l'avis du conseil
» des mines sur la question de savoir jusqu'à quel
» point, d'après l'état actuel des connaissances
» géologiques, une pareille loi serait nécessaire
» pour assurer la conservation des sources miné-
» rales. Dès que j'aurai reçu la réponse de mon
» collègue, j'examinerai s'il n'y aurait pas lieu de
» représenter aux chambres, avec quelques modi-
» fications, le projet de loi repoussé en 1835. »
(Paris, le 3 février 1842.)

En 1846, le gouvernement fit auprès des chambres de nouveaux efforts pour qu'une législation
régulière réglementât à l'avenir les eaux minérales ; mais ces efforts n'aboutirent pas.

Cependant, quand des tentatives de détourne-
ment de sources se sont produites à côté des établissements appartenant à l'État, celui-ci a dû
veiller à leur conservation. Ce sont peut-être des
causes de ce genre qui ont motivé le décret du
8 mars 1848, qui défend de pratiquer des fouilles
au voisinage des eaux minérales dans un périmètre
de mille mètres au moins de rayon, celles-ci prises
pour centre. Or comme la plupart des vallées dans
lesquelles viennent sourdre les eaux minérales
n'ont pas deux kilomètres de largeur, ce décret
équivaut à l'interdiction absolue d'y pratiquer des
fouilles, et, par suite, à la privation des richesses

thermales que des fouilles bien dirigées feraient découvrir, comme elles l'ont fait à Ussat, à Luchon, etc.

Ainsi, la législation sur ce point laisse à désirer. Il est vrai que, depuis quelque temps, le gouvernement a spécialement chargé un ingénieur en chef des mines du service des eaux minérales de France, mais je ne sache pas que cet ingénieur ait droit d'examen ailleurs que dans les stations d'eaux minérales appartenant à l'État.

Enfin, la législation serait-elle précise, et l'inspecteur pourrait-il s'en autoriser pour veiller à la conservation des sources, ses fonctions, aux termes des lois en vigueur, et particulièrement de l'ordonnance royale du 18 juin 1823, ne s'étendent qu'à la conservation des sources appliquées aux besoins de la médecine. Or, dans un grand nombre de communes, les eaux minérales les plus riches sont celles qui coulent sur la place publique. L'édilité locale est souveraine en tout ce qui concerne leur aménagement.

Ces considérations démontrent qu'en droit l'inspecteur veille à la conservation des sources minérales, mais qu'en fait, et dans les cas litigieux, l'action de ce fonctionnaire est paralysée par le silence de la loi.

Les inspecteurs signalent aux préfets les abus venus à leur connaissance.

(Art. 4 de l'ordonnance royale du 18 juin 1823.)

Les abus qui ont lieu dans les établissements d'eaux minérales *intéressent* en général la santé publique, mais la *compromettent* rarement.

Des abus qui intéressent la santé publique, le plus fréquent est celui qui consiste à faire des mélanges d'eaux dissemblables, en vue de donner un plus grand nombre de bains.

Les abus qui compromettent la santé publique sont rarement volontaires. Un de ceux que l'on rencontre le plus souvent résulte de l'état de pénurie dans lequel se trouvent quelques propriétaires d'établissements d'eaux minérales. Les eaux sont mal abritées, et les malades qui se soumettent à leur action, exposés quelquefois aux intempéries de l'air, peuvent contracter des affections plus ou moins graves.

De quelque nature que soit l'abus, le devoir de l'inspecteur est de le réprimer, et, s'il ne le peut, de le signaler au préfet. S'il ne faut que restituer à une source sa sincérité, il est rare que les observations de l'inspecteur et du préfet ne suffisent pas ; mais le cas devient plus grave quand l'abus est involontaire et que celui qui le commet le déplore. Quand un établissement est en ruines, quand ceux qui le fréquentent, qui s'y soumettent au traitement balnéaire y sont dans des conditions fâcheuses pour leur santé, l'inspecteur doit-il signaler cet abus à l'autorité supérieure? C'est son devoir. Mais si le propriétaire de l'établissement est pauvre ou grevé de dettes, toute dépense lui est impossible; la sanction pénale de la loi doit recevoir son application, et, conformément à l'article 2 de l'ordonnance précitée, le brevet d'exploitation est retiré.

Or avec le brevet d'exploitation disparaissent l'inspection et les émoluments fixes et les émoluments aléatoires qu'elle donne. Aussi l'inspecteur réfléchit-il à deux fois avant de dénoncer l'abus. L'autorité supérieure l'ignore, et l'on s'applique, tant bien que mal, à justifier, vis-à-vis du public, la vétusté d'un édifice qui n'a rien que de compromettant pour la santé de ceux qui le fréquentent.

Dans ce cas spécial la loi place donc l'inspecteur entre son devoir et son intérêt. C'est un choix à faire dont il faut épargner l'alternative aux natures même les plus honnêtes.

Si l'on supposait que, par l'hypothèse que je viens de faire, j'ai donné au mot abus un sens qu'il ne doit pas avoir, l'article 6 de l'arrêté du 3 floréal an viii me permet d'être plus explicite. Aux termes de cet article, l'inspecteur doit signaler à l'autorité supérieure les travaux devenus nécessaires. Mais que sert de les signaler? Sont-ils simplement utiles, le préfet n'a pas le droit de les ordonner. Sont-ils urgents, indispensables, impérieusement réclamés par le soin de la santé publique, le préfet pourra les prescrire, mais le propriétaire ne pourra les faire exécuter, et l'établissement sera clos de droit.

Entre ces suppositions extrêmes il y a une foule de nuances. Une situation commune est celle où il y a des abus que l'inspecteur tolère; le public les ignore, l'inspecteur et le propriétaire vivent en bonne harmonie, et les malades paient les frais de leur intimité.

Les inspecteurs surveillent l'usage que les malades font des eaux. Ils dirigent les traitements. Ils donnent les heures des bains et des douches. Ils ne peuvent pas s'opposer à ce que les malades suivent les prescriptions de leurs propres médecins.

(Art. 18 de l'arrêt du conseil du 5 mai 1781. — Art. 3 et 4 de l'arrêté du gouvernement du 29 floréal an vii. — Art 6 de l'ordonnance royale du 18 juin 1823.)

Le hasard place les inspecteurs dans deux positions bien différentes. Ils sont dans une station où le traitement peut prendre des formes variées, ou bien dans une station où le traitement doit être forcément identique.

Quand une station d'eaux minérales se compose de plusieurs établissements, quand il y a dans chacun d'eux de nombreuses sources, des bains de différentes qualités, des buvettes inégalement minéralisées, des étuves sèches ou humides différemment chaudes, des douches dissemblables par le volume, la chute, la température, les qualités, l'inspecteur doit être consulté; il est rare que le médecin ordinaire ne donne pas à son client l'avis de s'abandonner aux conseils de l'inspecteur.

L'inspecteur acquiert ainsi une grande expérience, et, si la station minérale qu'il dirige est une de celles dont la mode emporte au loin la réputation, il arrive à la fortune et aux honneurs.

Mais si l'inspecteur n'a qu'un seul établissement placé sous sa surveillance; si celui-ci est alimenté par une seule source; si cette source est à la température du corps humain; si, en d'autres termes, les bains ne peuvent varier par la thermalité ou la minéralisation, le rôle de l'inspecteur devient celui d'un employé de théâtre distribuant des cartes à qui se présente.

Comme il ne saurait modifier la médication, on se garde de lui faire la confidence des infirmités que l'on a. A quelque rang de la société que l'on appartienne, on ne se présente chez l'inspecteur que pour se faire inscrire. Si quelquefois on laisse une rémunération, cette rémunération n'est pas celle d'un conseil, elle prend le caractère humiliant d'une aumône.

Si l'inspecteur est honnête, s'il accepte l'humilité de ses fonctions et la pauvreté dont elles s'accompagnent, il distribue les heures de bains avec équité; mais si, seul pauvre et malheureux, au sein des jouissances, au milieu des bals, des fêtes et des plaisirs, il se sent piqué par l'aiguillon du besoin et le désir de la fortune, il vend la seule drogue qu'il ait, il fait un commerce d'heures, il appartient au plus offrant : c'est la prostitution de la médecine.

Cet abus devient la cause de nombreuses plaintes; il a motivé une circulaire de M. Gouin, alors ministre de l'agriculture et du commerce, à la date du 9 juillet 1840, enjoignant à chaque inspecteur de tenir à la disposition du public le registre d'inscription, afin que les malades y puissent choisir les heures vacantes.

Cependant, en général, le public est trop porté

peut-être à supposer que les inspecteurs font, moyennant salaire, de nombreuses faveurs dans la fixation des heures de bains. Je connais des inspecteurs honnêtes, placés auprès de stations minérales remarquables et visitées par de grandes fortunes, qui gagnent à peine de quoi vivre.

Ce fait est plus grave qu'on ne pense. Les grandes réputations médicales ne convoitent pas des emplois de cette nature; un médecin des environs est le seul à qui conviennent ces sortes de positions. Il peut d'ailleurs ne pas manquer de savoir et de mérite, mais la faiblesse des profits le mettant dans l'obligation de reprendre, après la saison, sa clientèle de coutume, il ne parlera pas des eaux qui lui sont confiées, des cures qu'elles ont opérées, et ces eaux demeureront obscures, inconnues, leur réputation ne s'étendra pas, et le pays perdra annuellement le numéraire que des efforts bien combinés auraient pu lui amener.

Ainsi, quoique, aux termes de la loi, l'inspecteur soit l'agent préposé par le gouvernement à la surveillance de tout ce qui importe à la santé publique, il arrive quelquefois que, par l'effet de causes indépendantes de sa volonté, l'inspecteur n'est pas consulté et son rôle médical s'efface. Mais il y a des stations minérales où les eaux sont si nombreuses et si variées, que l'inspecteur doit être consulté pour que le traitement soit fait avec quelques chances de succès. Ces stations minérales deviennent le rendez-vous de médecins libres qui, profitant de la latitude que laisse la loi aux malades de suivre les avis de leur propre médecin, donnent des consultations et prescrivent les eaux.

Il est évident que c'est là un abus. La loi a voulu qu'un seul médecin fût préposé à la direction de chaque station minérale. Elle l'a si bien voulu que, pour éviter des rivalités infaillibles, elle stipule que lorsque plusieurs établissements sont groupés dans une station minérale, leur direction est confiée à un seul médecin. D'une autre part, la loi se montre si jalouse de conserver à un même agent l'unité de commandement, qu'elle ne permet la nomination d'adjoints que dans des cas spéciaux, et ne leur accorde de fonctions que lorsque l'inspecteur est empêché. Ainsi il est constant que la loi a voulu que l'inspecteur, et l'inspecteur seul, eût la direction de la station minérale qui lui est confiée. En stipulant que ce fonctionnaire doit être *docteur en médecine, qu'il doit veiller à tout ce qui importe à la santé publique, qu'il doit adresser au gouvernement des mé-*

moires sur les malades dont il aura dirigé le traitement, la loi a positivement entendu que l'action de l'inspecteur ne s'exercerait pas seulement sur le matériel, la police et les employés d'une station minérale, mais encore que les malades qui ont besoin de conseils lui reviendraient de droit.

Si l'adjonction de sous-inspecteurs est nuisible au bien du service, à la santé publique et à la prospérité des stations minérales, la présence de médecins libres qui, sans caractère officiel, se rendent auprès des sources, y donnent des consultations, y prescrivent des bains, des douches, des étuves, est infiniment pire. C'est la reproduction du désordre auquel durent, avant la révolution, mettre fin la déclaration de 1772, les lettres patentes de 1780, et l'arrêt du conseil de 1781, reproduit depuis, dans ses dispositions essentielles, par l'arrêté du 29 floréal an vii.

Vainement objecte-t-on que la loi n'a pas de prise sur la conscience, et que la confiance ne se décrète pas. En matière commune, le diplôme de docteur en médecine permet d'exercer partout l'art de guérir, mais il y a à ce principe des exceptions nombreuses et nécessaires. Le titre de docteur ne suffit pas pour exercer la médecine dans les hôpitaux, les prisons, les bagnes, les lazarets, les régiments, les stations d'eaux minérales, etc., il faut encore avoir reçu une délégation spéciale de l'autorité supérieure ; se placer à un autre point de vue, c'est rayer, d'un trait de plume, toutes les lois, ordonnances, déclarations, arrêts, décrets qui régissent la matière, et substituer au principe de l'ordre et aux garanties du savoir le fait d'une concurrence sans frein, sans mesure et sans probité.

Il y a des établissements bâtis dans un lieu désert, séparés par conséquent de toute habitation, où le propriétaire, substituant sa propre volonté aux prescriptions formelles de la loi, a logé un concurrent, laissant l'inspecteur titulaire sans domicile auprès d'une station minérale, soustraite par cet artifice à sa surveillance. De pareils abus appellent l'attention du gouvernement. La loi, en ordonnant à l'inspecteur de soigner les indigents gratuitement, a voulu sans doute lui assurer la juste rémunération qu'il devait retirer des malades riches ; et, en lui imposant l'obligation de faire des rapports annuels et de prêter ainsi son concours à l'avancement de la science, elle a entendu que les malades, qui forment la matière même de ces rapports, passeraient sous ses yeux. Qui veut la fin veut les moyens. Il y a lieu de s'occuper des moyens de faire cesser une concurrence qui est, partout où elle a lieu, une occasion de scandale, qui nuit à la régularité du service, à la renommée de nos sources et au bien général du pays.

Les inspecteurs sont tenus de donner des soins gratuits aux indigents. — Les indigents ont droit à la gratuité des eaux.

Les inspecteurs donnent gratuitement leurs soins aux indigents qui les réclament, conformément aux prescriptions de l'article 10 de l'arrêté du 3 floréal an VIII et de l'article 11 de l'ordonnance royale du 18 juin 1823. Je ne sache pas que l'application de la loi souffre à cet égard d'exceptions. Il est constant, au contraire, que, dans les stations minérales les plus fréquentées, les inspecteurs dirigent gratuitement et volontairement le traitement de nombreux malades qui, sans être absolument indigents, ont cependant de faibles ressources pécuniaires. Généralement les inspecteurs soignent sans rémunération les trois quarts des malades qui réclament leurs lumières.

Ainsi, sous ce premier rapport, les prescriptions de la loi sont ponctuellement observées.

Mais la loi stipule aussi qu'avec la gratuité des

9

conseils médicaux, les indigents auront encore celle des eaux minérales, appliquées sous telle forme que réclamera leur état. Ce droit est formellement énoncé dans l'article 4 de l'arrêté du gouvernement du 23 vendémiaire an VI.

L'exercice de ce droit donne lieu quelquefois à des difficultés. Il arrive que des personnes aisées revêtent volontairement les livrées de la misère pour obtenir la gratuité des bains. Or, rien n'est plus élastique que l'appréciation du fait de l'indigence ; les autorités chargées de délivrer les certificats qui l'établissent, mues sans doute par des motifs d'humanité, donnent ces certificats avec trop de condescendance. Mais le droit des indigents est limité par celui des propriétaires des sources, qui veulent retirer de leur industrie le plus de revenus possible. De là une nouvelle et étroite appréciation de l'indigence. Entre celle-ci et celle de l'autorité, le droit demeure incertain ; les *coutumes* deviennent alors une règle que l'on respecte dans chaque localité. A Vichy, l'indigent doit exhiber un certificat du percepteur constatant qu'il paie moins de 10 francs d'impositions ; ailleurs, une attestation du curé ou du maire de la commune à laquelle appartient l'impétrant suffit. Dans l'Ariége, M. Pietri, alors préfet, a pris un arrêté qui nous paraît sage. Se fondant sur ce que le mot *indigence* a, dans le langage, un sens absolu, et que, par suite, l'indigence dont il est parlé en matière d'eaux minérales ne saurait différer de celle dont l'article 420 du Code d'instruction criminelle établit les caractères, l'arrêté précité porte : « Qu'auront seuls droit à la gratuité des bains dans les établissements d'eaux minérales du département de l'Ariége déclarés d'utilité publique les malades nantis : 1° d'un extrait du rôle des contributions constatant qu'ils paient moins de 6 francs, ou d'un certificat du percepteur de leur commune portant qu'ils ne sont pas imposés ; 2° d'un certificat d'indigence à eux délivré par le maire de la commune de leur domicile ou par son adjoint, visé par le sous-préfet et approuvé par le préfet de leur département, constatant qu'ils sont chefs de famille indigents, ou que le chef de famille à la charge de qui ils vivent est indigent comme eux ; 3° d'un certificat de leur médecin indiquant les caractères de leurs maladies, et attestant que les eaux dont ils sollicitent la gratuité sont nécessaires pour les combattre. »

Cet arrêté donne au droit des indigents la fixité qu'il doit avoir ; il serait utile qu'il fût mis en vigueur dans tous les établissements d'eaux minérales de France, afin de soustraire le fait de l'indigence à une appréciation que le point de vue auquel se place la personne qui la fait rend variable.

Mais il ne suffit pas à l'indigent d'obtenir la gratuité des bains et celle des soins du médecin. La loi a dû pourvoir à ses moyens d'existence quand il est auprès des sources thermales. Deux dispositions témoignent de la sollicitude du législateur à cet égard. Par la première, contenue dans l'article 6 de l'arrêté du 29 floréal an VII, les dépenses des indigents auprès des sources sanitaires doivent être payées par la commune à laquelle ils appartiennent. Par la seconde, contenue dans l'article 7 de l'arrêté du 6 nivôse an XI, ces mêmes dépenses seront soldées par le ministre de l'intérieur avec des fonds provenant des baux des sources appartenant à la République, et déposés à la caisse d'amortissement pour recevoir, à mesure des besoins, cet emploi spécial.

La pensée qui a inspiré ces deux articles de la loi est essentiellement humaine et charitable, mais les modifications apportées dans notre rouage financier ont fait tomber ces prescriptions en désuétude. D'une autre part, l'ordonnance royale du 18 juin 1823 ne parle ni de la gratuité des bains ni des secours pécuniaires à accorder aux indigents. Il est difficile de supposer que ce soit un oubli. Cette ordonnance aurait donc voulu placer les indigents dans le droit commun, laissant à la charité privée le soin de subvenir à leurs besoins et de soulager leurs infirmités ou leur misère.

Quelques conseils généraux suppléent au silence de la loi en votant, tous les ans, des fonds destinés à nourrir les indigents envoyés dans les stations sanitaires ; mais ces fonds sont bientôt épuisés, et les indigents arrivés auprès des sources minérales y vivent des produits d'une mendicité qui afflige le cœur et les regards, et qui, d'ailleurs, ne permet pas au traitement de se faire dans des conditions convenables.

Cependant si les eaux minérales sont nécessaires aux classes riches, elles le sont bien davantage aux classes pauvres qui recueillent, pour fruit de leurs travaux, une foule de maladies chroniques.

Il est donc vrai que les eaux minérales peuvent prêter à l'assistance publique un concours qui n'a pas encore été suffisamment défini.

Ce n'est pas que des esprits élevés ne se soient occupés de ce problème, capable d'honorer ceux qui le résoudront. M. François, qui a publié une brochure sur ce sujet, voudrait que des hôpitaux fussent érigés auprès de nos principales sources pour y recevoir les indigents. M. Patissier exprimait en 1839 la nécessité d'une pareille mesure ; mais, modifiant sa manière de voir, il a démontré, en 1849, que les secours individuellement accordés aux indigents sont moins coûteux que l'hospitalisation, et que, par suite, ils sont préférables. Il voudrait seulement que ces secours ne fissent pas défaut aux malheureux qui les réclament, et qu'une loi obligeât les conseils généraux à voter chaque année des fonds affectés à cet usage, comme ils le font pour les épidémies et la vaccine.

Quelle que soit la manière de voir de chaque auteur sur cette question, la divergence même de leurs opinions prouve que le concours que peuvent prêter les eaux minérales au soulagement de la classe pauvre, à l'allégement de ce qu'il y a de plus fâcheux dans la misère, — la maladie, — n'a pas reçu une extension convenable.

Notre siècle n'est pas de ceux qui, à la façon de quelques philosophes extravagants, de Pope et de Bolimbroke entre autres, nient le mal physique. Notre pays, par-dessus tous, est celui où la charité ne manqua jamais d'apôtres. Le gouvernement a sondé toutes les plaies du paupérisme, et nous lui devons cette justice qu'en aucun temps, en aucun lieu, on ne fit plus d'efforts et des efforts plus intelligents pour les guérir. Au nombre des actes conçus dans ce but, je parlerai de celui seulement qui se rattache plus particulièrement que les autres à mon sujet. Je veux dire l'institution de bains et lavoirs publics, institution éminemment utile.

Tandis que les eaux minérales ont un but médical, les bains publics ont un but d'hygiène. Ceux-ci sont établis en vue de prévenir les maladies que les autres doivent guérir. Ces deux institutions se présentent donc comme le complément l'une de l'autre. La nature voulait que, dans quelques localités, elles fussent confondues; par un oubli regrettable, la loi ne le permet pas, et l'indemnité promise par elle n'est pas accordée aux particuliers ou aux communes qui, possesseurs d'eaux thermales, s'engagent à les utiliser en construisant des bains et lavoirs publics, et à remplir, dans ses points les plus essentiels, le vœu de la loi.

Ainsi les communes pourvues d'eaux chaudes, minérales ou non, ne peuvent pas employer celles-ci à l'alimentation de bains et lavoirs publics, ou du moins ne peuvent pas le faire avec l'espérance de recevoir de l'État une subvention.

En donnant à la loi une pareille interprétation, on a consulté sa lettre plus que son esprit, et, bien que cette loi ait été faite en vue des grands centres de population, il est certain qu'en accordant, dans une sage mesure, à des cités déjà pourvues d'établissements d'eaux minérales qui réclament des réformes urgentes, l'indemnité promise, l'application convenablement faite de cette indemnité tournerait au bien des populations et à la richesse du pays.

Les inspecteurs sont présents quand on puise de l'eau aux sources pour l'expédier. Ils signent et certifient les factures d'expédition.

(Art. 11 et 13 de l'arrêté du 29 floréal an vii. — Art. 16 de l'ordonnance royale du 18 juin 1823.)

La nécessité pour l'inspecteur d'être toujours présent quand on expédie des eaux, implique celle d'une résidence constante auprès des sources. Cette interprétation résulte aussi d'une circulaire ministérielle du 5 mars 1829, n° 10. Celle-ci stipule que l'indemnité servie aux inspecteurs par l'Etat, les communes ou les particuliers, propriétaires de sources, doit être prélevée sur ceux-ci sous forme d'impôts, par les percepteurs des contributions directes, et payée par douzièmes comme les impositions ordinaires. Cette circulaire indique ainsi que le traitement des inspecteurs n'est pas afférent au travail de la saison seulement, mais à celui de l'année entière.

Cette disposition de la loi est évidemment trop rigoureuse. Rendre la résidence permanente auprès des sources obligatoire pour l'inspecteur serait une mesure nuisible aux intérêts bien entendus des stations minérales.

Il est bon que le médecin vienne de loin ; qu'il aille, dans l'intervalle des saisons, se retremper sur un autre théâtre, plus favorable à l'étude, à la méditation ou à l'expérience ; qu'il arrive avec une science toujours au niveau des connaissances les plus récentes. Il est utile aussi qu'il entretienne les académies des vertus des eaux qui lui sont confiées, des remarques qu'il a faites, et qu'il aille établir avec les médecins des grandes villes des relations fondées sur la science et l'estime. Il est donc préjudiciable à la réputation des sources que l'inspecteur réside à côté d'elles, et l'expédition des eaux, dont la sincérité peut être garantie par l'autorité locale, ne se ressentira pas de l'absence de l'inspecteur.

Ces considérations sont si justes, que les prescriptions de la loi, sur ce point, sont tombées en désuétude, au grand avantage des stations d'eaux minérales.

Après la saison des eaux, les inspecteurs des grandes stations ont hâte d'abandonner ces lieux dont la neige et les frimas revendiquent de bonne heure la possession, pour se rapprocher des foyers d'où rayonne la science, des centres où la pensée s'agite et procède tous les jours à de nouvelles conquêtes. L'inspecteur revient, homme nouveau, quand sa présence est utile, avec de nouvelles ressources, de nouvelles idées, de nouveaux projets conçus en vue du bien public.

Il n'est cependant pas sans exemple qu'une commune, s'autorisant du texte formel de la loi, ait réclamé la résidence constante de l'inspecteur, dans le but de mettre à profit, pour ses habitants, ses lumières ou son expérience. A ma connaissance, une demande de cette nature, — ce n'est probablement pas la seule,—fut adressée, en 1815, à M. le ministre de l'intérieur. Mais M. le ministre, faisant fléchir à juste titre la sévérité de la loi, répondit que le domicile permanent ne saurait être exigé, pourvu que l'inspecteur se rendît sur les lieux à des époques déterminées pour faire l'expédition des bouteilles.

L'Académie de médecine, consultée le 24 août 1844 par M. le ministre de l'agriculture et du commerce sur diverses circonstances relatives au puisement des eaux minérales, semble n'avoir pas tenu compte des articles dont je discute en ce moment les termes. L'instruction, rédigée pour répondre aux désirs de M. le ministre, à la date du 27 mai 1845, porte à l'article Iᵉʳ, que le puisement d'une eau minérale a un caractère légal et suffisant quand il a été opéré en présence du maire ou de l'adjoint.

A mon sens, il demeure établi que la législation doit, sur ce point, subir une réforme.

Les inspecteurs sont entendus par les préfets pour la rédaction des règlements.

(Art. 8 de l'ordonnance royale du 18 juin 1823.)

Ces règlements sont très variables ; ils diffèrent dans chaque localité ; le fond en demeure conforme à l'esprit de la législation qui régit la matière. Ce qui concerne l'ordre du service, la nomination des agents subalternes, leurs devoirs, les heures des bains, etc., peut être prévu, mais l'article 10 de l'ordonnance royale du 18 juin 1823 me paraît laisser aux propriétaires de sources une latitude fâcheuse, relativement au prix de leurs bains. Aux termes de cet article, quand l'entreprise est faite par des particuliers, ceux-ci fixent eux-mêmes le prix des eaux, et l'approbation des préfets a pour but seulement de leur donner un caractère authentique.

Je dis que cette latitude est fâcheuse ; elle l'est à divers titres. « Ce n'est pas sans surprise, dit » Palissier, que l'on voit les bains d'eaux ther- » males, lesquels n'ont pour toute dépense que les » frais d'établissement, se payer plus cher que les » bains domestiques à Paris, où il y a en plus » l'achat de l'eau et du combustible. Aussi ce motif » empêche beaucoup de malades de prolonger leur » séjour aux eaux et peut-être d'y aller. » (*Rapport pour l'année* 1837.)

En dehors de cette considération, puisée dans un sentiment d'humanité, l'expérience démontre que, dans la même station, deux établissements rivaux, alimentés par des eaux qui se ressemblent, adoptent des prix différents. C'est par le tarif des bains qu'ils entament une concurrence quelquefois nuisible à la santé publique, et qui, toujours, vient porter le trouble dans la régularité de l'adminis- tration. Il est de principe que là où la concur- rence existe, l'ordre et l'administration s'effacent. La loi ouvre, par cet article, la porte à un abus qu'elle a prévu et qu'elle a cherché à prévenir par les sages dispositions de l'article 3 de l'ordon- nance royale du 18 juin 1823, qui porte : « *Un*

même inspecteur inspectera plusieurs établisse-
ments lorsque le service le permettra. »

Ainsi la loi a voulu enlever tout prétexte à la
rivalité; elle a voulu que, placés sous la protection,
la surveillance, les lumières d'un fonctionnaire
intègre et éclairé, ces divers établissements fussent pourvus de malades dans la proportion de
leur valeur relative et du mérite de leurs eaux.
Elle a voulu que l'inspecteur fût l'arbitre de
la mesure dans laquelle doit se faire la distribution des clients, et qu'ainsi l'opinion que les
malades doivent avoir de chaque établissement,
exempte de toute pression, relevât moins du sa-
voir-faire ou du charlatanisme que de la vérité.

Admettre une autre interprétation, c'est rendre
impossible ou toujours arbitraire l'application de
l'art. 7 de l'ordonnance royale du 18 juin 1823.
D'après ses termes, quand plusieurs établissements
sont placés dans une même station minérale et
confiés à la direction d'un même inspecteur, les
préfets fixent la part contributive de chacun d'eux
au traitement attaché à l'inspection, les propriétaires entendus. Comment choisir entre des affir-
mations dictées par l'intérêt? Ici les renseignements de l'inspecteur deviennent précieux, et ces
renseignements ne sont vrais et sincères que lors-

que l'homme de l'art est l'unique distributeur des malades.

Je termine ici l'examen de la législation qui régit les eaux minérales et l'exposition de ses principales défectuosités.

Il en résulte :

Que la **nomination** des inspecteurs ne présente généralement pas les garanties convenables ;

Que l'**adjonction**, telle qu'elle existe, trouble ordinairement l'unité de l'administration et porte atteinte à la dignité des devoirs ;

Que la **conservation** des sources n'est pas protégée par une législation efficace ;

Que les **établissements** qui abritent les eaux remplissent rarement les conditions que réclament l'hygiène et la santé publique ;

Que les **travaux urgents** destinés à mettre les établissements en état ne peuvent être prescrits d'autorité ;

Que la **protection** due à l'**indigence** est sinon imprévue, du moins fort incertaine ;

Que le **prix des eaux** offre, dans son élévation, des conséquences fâcheuses, et, dans le mode de sa fixation, des effets nuisibles au bien du service ;

Que les **règlements** manquent d'unité;

Que l'**action médicale** des inspecteurs n'est pas définie, et que leurs fonctions sont livrées en pâture à une concurrence souvent sans probité.

Signaler ces imperfections, c'est appeler l'attention du gouvernement sur cette législation qui est évidemment à refaire.

Toute pensée qui ne se personnalise pas n'a qu'une puissance virtuelle; toutes fonctions sans fonctionnaire sont des fonctions négatives. De ce genre à peu près sont les inspections d'eaux minérales, elles existent par le titre et peu par le fait. Un inspecteur d'eaux minérales est, parmi les fonctionnaires, un type à part. Il reçoit son investiture du gouvernement et une délégation particulière de l'autorité publique; il représente le pouvoir dans la mesure et la spécialité de ses fonctions. Mais, à part ce caractère, qu'il partage avec tous les fonctionnaires publics, caractère de *genre*, il n'a pas ceux d'*espèce* qui font vraiment reconnaître les agents du gouvernement.

Il n'a pas *la franchise* de la correspondance avec ses supérieurs et ses subordonnés.

Il n'est pas mentionné dans la loi sur les préséances du 24 messidor an XII.

Il échappe même aux prescriptions de l'art. 29

de la loi électorale du 3 février 1852, comme il échappait à celles de l'art. 83 de la loi électorale du 15 mars 1849.

En effet, est-il préposé à la surveillance de sources appartenant à l'État, il reçoit de lui un salaire (1), et l'entrée de l'Assemblée législative lui est interdite. Est-il chargé de la direction d'établissements appartenant à des communes, à des particuliers, ou à des institutions charitables, ses fonctions deviennent compatibles avec le mandat de député.

Il est singulier, assurément, que des fonctions identiques amènent une pareille différence dans la capacité politique.

Certes, le peu de soin avec lequel la législation détermine la position de l'agent qui doit assurer son exécution prouve que cette législation, faite à morceaux rapportés, attend encore la main qui lui donnera de l'uniformité.

____

(1) Depuis un ou deux ans, les inspecteurs des établissements de l'État ne touchent plus de traitement.

Les inspecteurs des établissements privés ou communaux, placés encore sous la protection du droit ancien, sont payés comme par le passé.

C'est une anomalie nouvelle à ajouter à celles que j'ai déjà signalées.

Une loi nouvelle s'appliquera sans doute à définir nettement les droits et les devoirs de l'inspecteur, et, tout en les précisant, à donner à son rôle une extension qu'il n'a pas.

On s'est trop attaché peut-être à exiger de ce fonctionnaire, en dehors de tous autres devoirs, l'accomplissement de certaines formules et la rédaction de certains travaux frappés à l'avance, ainsi que je l'ai déjà dit, d'une stérilité qui devait être prévue.

Je veux supposer un instant, contre les faits et l'évidence, que les inspecteurs remplissent ponctuellement leurs devoirs, qu'ils observent beaucoup de malades, et que, mûries par l'étude et la réflexion, rapprochées par des parallèles lumineux, leurs observations ont enfin conduit l'art à ses terres promises. L'histoire nette des propriétés curatives des eaux minérales est le fruit de ces efforts, et la médecine, faite à cet égard, n'attend plus rien de recherches ultérieures.

Croit-on que la source qu'elle nous signalera comme précieuse dans le traitement d'une ou de plusieurs maladies déterminées verra sa clientèle s'accroître dans la proportion de ses vertus? Oui, si la source est facilement accessible et abritée dans un édifice où le traitement puisse être entrepris au milieu de ce *comfort* devenu maintenant indispensable. Non, si les routes sont impraticables ; non, si l'établissement, délabré, menace à chaque instant de vous engloutir sous ses ruines ; non, si, à travers des murs lézardés, les vents froids des montagnes viennent se jouer sur votre corps ruisselant encore des vapeurs de l'étuve et de l'humidité du bain. Oui, si la police intérieure ne manque ni d'ordre ni de régularité. Non, si le bain ou la douche appartiennent au premier occupant et s'il faut, chaque fois, pour les avoir, livrer un nouveau combat. Oui, si la propreté règne. Non, si le dégoût est plus fort que le soin de la santé. Oui, enfin, si la pudeur ne craint pas d'être offensée par des regards lascifs ou indiscrets.

Ainsi, pour que l'industrie des eaux minérales prenne, en France, une extension convenable, il faut, de diverses manières, en protéger le développement. Il ne suffirait pas de prescrire de nouvelles mesures pour qu'à l'avenir les inspecteurs remplissent annuellement les cadres qui leur sont envoyés. L'Académie de médecine pourrait se montrer satisfaite de ce témoignage d'un zèle, hélas ! bien affaibli, mais nos populations ne s'en ressentiraient guère.

Il conviendrait, et c'est peut-être par là qu'il

faut commencer, de déterminer d'une manière exacte l'état matériel de nos établissements d'eaux minérales, et de rendre obligatoires les travaux reconnus urgents. Il est de vérité vulgaire, partout où il y a des eaux minérales, que la clientèle augmente en raison des réparations intelligentes que l'on fait.

Il est incroyable qu'il suffise, pour avoir un brevet d'exploitation d'une eau minérale, que l'analyse chimique prouve que cette eau ne contient pas de substances nuisibles. En obtenant un privilége de cette nature, le propriétaire ne devrait-il pas s'engager à placer cette source dans un établissement dont l'économie intérieure se prêtât à de convenables applications? Le gouvernement lui-même ne devrait-il pas, plaçant à la fois sous sa protection les intérêts de la santé publique et ceux, dignes aussi de sa sollicitude, de quelques populations pauvres, accorder d'abord une autorisation *conditionnelle*, c'est-à-dire en stipulant que l'exploitation ne pourrait commencer que lorsque la source minérale serait abritée dans un établissement dont le plan serait approuvé par des fonctionnaires ayant qualité à cet égard? Il y a des stations d'eaux minérales qui suffiraient à civiliser et à enrichir une contrée tout entière, si les malades pouvaient s'y soumettre au traitement dans des conditions convenables de bien-être; mais les propriétaires des sources sont timides, parcimonieux, pauvres, ignorants ou endettés, et, pour ces causes, leurs sources sont peu fréquentées, et les habitants du lieu subissent, dans leurs intérêts, la différence d'un profit réel, petit et insuffisant, à un profit possible, qui porterait annuellement l'abondance dans leurs familles.

Quand les réformes concernant l'état matériel des établissements seront faites, quelles modifications apporter au service?

Je n'ai certes pas un plan d'organisation tout fait, mais, sauf des détails à régler, la pensée la plus simple est de disposer ce service comme ceux qui fonctionnent bien; de le transformer en administration qui commencera par le *surnumérariat* ou l'*adjonction*, et se terminera par l'*inspection générale*.

Dans cette marche ascensionnelle, l'inspecteur rencontrera des emplois dont la valeur ira croissant, et qui deviendront la récompense de son mérite et de ses travaux. Rien ne s'opposera d'ailleurs à ce qu'un inspecteur, content de son sort, renonce à l'avancement pour rester auprès des sources devenues plus particulièrement l'objet de ses études, ou dans une station devenue le lieu de ses intérêts ou de ses affections.

En principe, la mobilisation de ce personnel aura pour effet d'entretenir le zèle et l'émulation des agents qui le composent. La diffusion de leur expérience, à la surface de notre territoire, rendra plus uniformes les procédés d'application des eaux. Les inspecteurs n'étant plus éternellement préposés, comme les nymphes d'autrefois, à la garde d'une même fontaine, n'auront plus pour elle cette tendre affection qui est le fruit de rapports trop prolongés ; ils ne nous parleront plus de leurs eaux sous l'empire d'un sentiment qui emprunte à une espèce de paternité son aveuglement et son exagération. L'inspecteur n'hésitera pas à signaler les abus à qui de droit, quand le retrait de son emploi ne devra pas être la suite nécessaire de l'accomplissement de ses devoirs. Enfin, observateur désintéressé, il jugera sans prévention les faits qui passeront sous ses yeux dans les diverses stations minérales qu'il parcourra ; son langage sera celui de la vérité, comme l'est le langage de ces voyageurs qui, dans les trajets de long cours, font beaucoup d'hôtes et point d'amis.

S'il parvient par le travail, l'étude, la discipline

et l'ensemble de ces qualités dont se compose le *mérite*, au premier degré de cette nouvelle administration, d'autres devoirs lui incomberont. L'inspection générale comprendra tout ce qui, dans un sens général, se rattache à l'exploitation des eaux minérales, à savoir : *la direction à imprimer aux études ; le programme annuel des recherches à faire ; la connaissance et le classement du personnel ; la prescription des travaux urgents dans les établissements en exercice ; l'examen des plans des établissements en projet ; l'approbation des règlements ; la surveillance des bains et lavoirs publics ; l'application des eaux minérales à l'industrie dans les lieux où elle est possible.*

En général, on ne tire pas parti de la chaleur dont l'eau est chargée ; dans quelques localités cependant les eaux chaudes peuvent être efficacement employées au chauffage des maisons, à la fonte des neiges, au lavage des laines. A Chaudes-Aigues, dans le Cantal, elles ont été utilisées, il y a vingt ans, à l'éclosion de l'œuf et à l'élève du poulet. Il est certain que l'on pourrait, en d'autres lieux, employer ce procédé qui, au dire d'Hérodote, avait déjà pris, dans l'ancienne Egypte, le caractère d'une véritable industrie.

Peut-être suffirait-il aussi de donner l'éveil à

quelques populations pour faire sortir des entrailles de la terre de nouvelles richesses. Il y a sur notre territoire des sources chargées de chlorure de sodium, et il est certain qu'elles traversent des mines de sel gemme que la main de l'homme pourrait mettre à nu.

C'est par des bienfaits de ce genre que se ferait quelquefois remarquer l'action de l'inspecteur général et qu'elle s'imposerait à la reconnaissance publique.

Enfin l'inspecteur général concentrerait, tous les ans, dans ses mains, les éléments d'une statistique exacte des eaux minérales, dans leurs rapports avec *l'art de guérir* et avec *la richesse nationale*.

Par cette unité de direction, que de sources précieuses seraient tirées d'un oubli complet et immérité ! Inconnues maintenant, abandonnées, quelques unes au milieu de ruines qui témoignent de leur splendeur passée, elles reprendraient, grâce à des travaux ordonnés et bien faits, leurs titres à notre reconnaissance. *Ignoti quia carent vate sacro !* dirait Horace. Ainsi de quelques unes de nos eaux. Elles languissent, méprisées, parce qu'un médecin, poëte aussi, n'a pas couvert, en parlant d'elles, de chairs et de couleurs, le squelette d'une analyse chimique, et mêlé les guirlandes de l'art au récit de la vérité.

Que de populations malheureuses béniraient celui qui, inspirant ces travaux, leur enverrait ainsi la fortune !

Telles sont les réflexions dont j'ai subi l'ascendant en écrivant ce travail. Il prend son mobile dans l'amour du bien public.

Les eaux minérales de France, me disais-je, n'ont pas été présentées au gouvernement dans l'attitude qu'elles doivent avoir auprès de lui. Il convient, dans l'intérêt de la santé publique, dans l'intérêt bien entendu de notre pays, dans l'intérêt de localités dépourvues d'autres ressources, et à la vie matérielle desquelles les eaux minérales apportent un appoint précieux, dans l'intérêt des classes indigentes, enfin dans celui des militaires blessés au service de la patrie, que, réglementées par une législation efficace, les eaux minérales donnent à a prospérité publique un plus large contingent.

Il suffira de signaler ces besoins au gouvernement pour que le gouvernement y fasse droit. Que d'industries protégées, encouragées par des primes considérables, surveillées par un personnel nombreux, ne donnent guère plus de profits

au pays que le font les eaux minérales! Les statistiques les plus exactes établissent que l'élève
des chevaux ne crée en France qu'une richesse
annuelle de 23 millions. Je suis loin de blâmer
l'État des sacrifices qu'il s'impose pour cette
industrie; et si je la cite comme exemple, c'est
pour faire saisir, par un rapprochement qui rende
la vérité sensible, que celle des eaux minérales
mérite aussi quelque attention. Je poursuivrai ce
parallèle malgré sa singularité.

Il y a entre les eaux minérales et l'élève des
chevaux cette similitude que l'État ne bénéficie
pas directement à leur exploitation; l'une et l'autre de ces industries sont l'objet de ses soins et de sa
surveillance, parce qu'elles constituent, chacune,
un élément important de la richesse nationale.
Elles diffèrent cependant sous le rapport économique. L'élève des chevaux peut être entrepris
avec plus d'avantages dans quelques uns des pays
qui nous avoisinent que dans le nôtre, tandis que
nos eaux minérales n'ont de rivales en aucune
contrée. Je n'entends pas dire qu'il n'y en ait pas
d'analogues, d'aussi chaudes ou d'aussi minéralisées; mais où trouver la France et sa civilisation,
la facilité des voyages, la douceur de nos climats,
nos Cévennes, nos Alpes, nos Pyrénées surtout,

12

où les plus riantes vallées, la verdure éternelle, les sites les plus pittoresques, les lacs, les torrents, les cascades, voilent sous de joyeuses images la majesté de ces montagnes primitives et l'horreur du chaos qui les enfanta?

Il est donc constant que la France, quand elle voudra, prendra le premier rang parmi les pays qui possèdent des eaux minérales, que les étrangers deviendront nos tributaires, et que la fortune publique s'en accroîtra d'autant.

FIN.

TABLE.

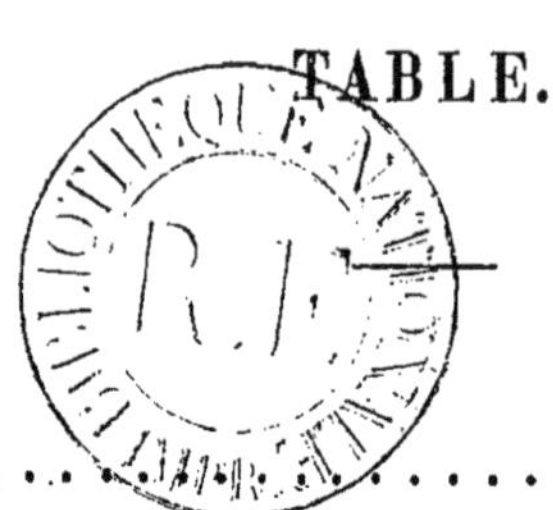